U0122219

内养外调
美女养生方

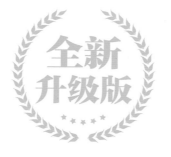

全新升级版

张秀勤　于　净◎编著

吉林科学技术出版社

图书在版编目（CIP）数据

内养外调美女养生方：全新升级版 / 张秀勤，于净
编著 . -- 长春：吉林科学技术出版社，2023.8
ISBN 978-7-5578-9979-0

Ⅰ . ①内… Ⅱ . ①张… ②于… Ⅲ . ①女性 - 养生（中
医） Ⅳ . ① R212

中国版本图书馆 CIP 数据核字（2022）第 209288 号

内养外调美女养生方：全新升级版

NEIYNAG WAITIAO MEINÜ YANGSHENG FANG: QUANXIN SHENGJI BAN

编　　著	张秀勤　于　净
出 版 人	宛　霞
策划编辑	朱　萌　丁　硕
责任编辑	李　征
封面设计	子鹏语衣
制　　版	悦然生活
幅面尺寸	167 mm × 235 mm
开　　本	16
印　　张	15
字　　数	234千字
印　　数	1-6 000册
版　　次	2023年8月第1版
印　　次	2023年8月第1次印刷
出　　版	吉林科学技术出版社
发　　行	吉林科学技术出版社
地　　址	长春市福祉大路5788号出版集团
邮　　编	130118

发行部电话/传真　0431-81629529　81629530　81629531
　　　　　　　　　　　　　　　81629532　81629533　81629534
储运部电话　0431-86059116
编辑部电话　0431-81629518
印　　刷　长春百花彩印有限公司
书　　号　ISBN 978-7-5578-9979-0
定　　价　49.90元
如有印装质量问题　可寄出版社调换

内养外调，写在女人脸上的幸福

著名女作家亦舒曾说过一句话："女人 25 岁之后就该为自己的容貌负责。"意思是说，女性到了一定年龄，身体的新陈代谢就会变得缓慢，"气血银行"开始透支，没有足够的营养滋养肌肤了。此时，身体的营养大都来自外在的特别供给，所以女人应该倍加呵护自己的身体。

关于这点，作为东方女性拥有极大的优势，因为我国的中医传世巨著《黄帝内经》就记载了美容养颜的秘方：唯有五脏健康、气血充足、经络通畅，才会永葆容颜美丽、身材姣好、健康长寿！其他老祖宗留下的各种典籍也流传下各种验方，这些都是天然、有效、健康的养生美容之道。它们内养外调，保持女人气血充盈流畅，让女人面色红润、内心平和、姿态优雅，哪怕一时陷入困境，也能泰然处之，不会窘迫力竭。

这样的女人必然是受欢迎且更易自洽，用中医理念养颜的女人惠及的不只是外貌，更是人整体透出来的"精气神"。

中医调养对于一个女人的容颜来说，也许不能像美容、整形那样发挥出立竿见影的神奇作用，但可以慢慢享受养生过程中带给身心的幸福感。它只是简单的吃吃喝喝、轻松的涂涂抹抹、舒服地揉揉捏捏……各种穴位和药材彼此相辅相成，可以防病，可以强身，可以美容。它的调补是"润物细无声"的，必须持续，方见功效。

如今，古时的名方、验方已演变成今日的常用养生方剂，渗透到我们生活的方方面面。本书在美容养生方面，规避中医理论的繁复，内容力求化繁为简，深入浅出，给渴求健康、亟待美丽的女性读者朋友一份惊喜。

希望大家在纷繁紧张的生活中，能为自己留下一段雅致的时光，或敷个简单的天然面膜，或调制一剂驻颜名方，或准备几道滋补佳肴，或做几个优美迷人的动作，让心情与身体共放松，让健康与美丽共生存。在环境污染日益加重，添加剂使用频繁的今天，"绿化"我们的美容大业。

喜欢养生的女人，有爱自己的一颗心，有爱生活的一颗心，足矣。

目录

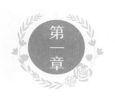

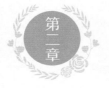

第二章

五脏和谐，容颜娇美

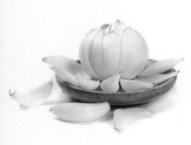

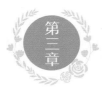

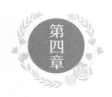

第五章

温度决定幸福度：如果你『温暖』地对待身体，幸福也会『温暖』地靠近你

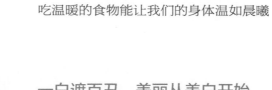

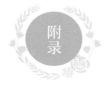

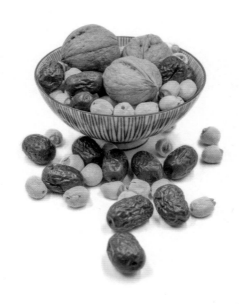

第一章

气血充盈的女人
美丽一生

　　脸上的皱纹越来越多，斑点横生，头发枯黄，卸妆后好像变了一个人……难道是保养得不够好吗？女人开始心甘情愿地掏空自己的腰包购买高档的化妆品，频繁出入美容院。其实保养并非只是用化妆品、去美容院，保养还有另外一层含义——由内而外的气血调理。

　　这就如一块木材，如果内部已经腐烂了，即使用最好的油漆去粉刷它，它还是会很快烂掉。因为世上没有任何一种化妆品，能像气血一样滋养肌肤和毛发。气血了解肌肤和毛发的需要，能提供给它们可以直接吸收和利用的营养。

　　所以，每一位女性都应该重视气血调养，给自己一个重返青春、焕发光彩的机会。

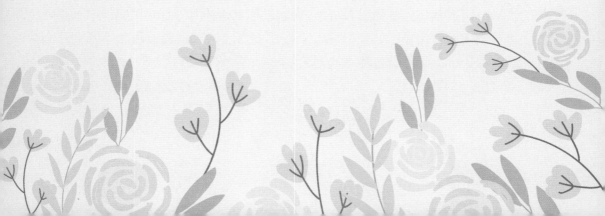

益气养血，
女人健康美丽的必修课

气血——女人的"美貌控制力"

女人一生对外表的付出成本实在很高，既要讲究化妆技巧，又要做皮肤护理，防晒、补水、抗氧化、抗皱纹……一个都不能少！但是，外貌的光华还是会随着光阴的流逝而逐渐衰退，不到30岁，细纹已浮现在眼角，毛孔越来越明显，痘痘也出来捣乱，让女人对衰老充满了恐惧。美人迟暮当真如英雄末路一样令人扼腕，但是在有些女人身上似乎会让人忘记"年龄"这个词的界定，只要是女人，大概都想窥探保持年轻美丽的"美貌控制力"，相貌真的有控制力吗？那些美丽的女人到底有什么诀窍？化妆品、整形术吗？当然不是！这些外在工具在"时间"面前，总会显得底气不足。到底是什么？气血！这个看上去有点"虚"的词正是控制美貌的核心力量，女人越能娴熟地使用这个力量，越能自由地解开年龄的禁锢。因为气血是滋养皮肤、使面容保持年轻的根本所在。化妆品不能解决皮肤的根本问题，气血则能从根本出发，调节人体自身，由内而外地滋养女人的全身。

气血是构成和维持人体生命活动的基本物质。其中"气"是指在不断运动、活力很强的精微物质，主要有推动、温煦、防御和固摄等作用。如果气的推动作用减弱，血液运行缓慢或不能运行，人体就会出现面部青紫（瘀血），头发干枯、眼睛浑浊无生气等现象；气的温煦作用不足，人的面部、耳部、手

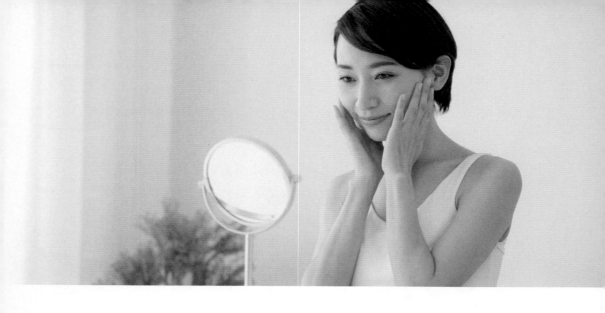

部等暴露部位就会出现冻疮、寒冷性荨麻疹等病变；如果气的固摄作用差，会造成人体水液过多流失，面部会因水液流失过多而干燥、脱水，加速衰老；如果气的防御作用减弱，面部就易生黄水疮、扁平疣等感染性皮肤病，从而影响容貌。此外，气虚的人，平时常见面色苍白，虽然白但无光泽，不红润。

"血"指血液，血液对全身各组织器官起着营养和滋润的作用。它是女性抗衰老的重要物质基础。如果血虚，血液供应不足，则面色苍白无华，唇色淡白，眼花；血瘀，面色就会暗沉发黑，皮肤干燥无光泽。而且由于"津血同源"，血可变成津液，而津液充足，可使皮肤有弹性，饱满湿润，不易老化；若津液不足，皮肤干瘪起皱，脱屑瘙痒，易老化。因此，女子调补气血刻不容缓。

怎样调养女人的气血

现代女性不仅要忙事业，还要忙家庭，上班期间为了提神咖啡不断，经常不吃早餐，午餐不是外卖就是方便面……不良的膳食结构，缺乏睡眠、运动等种种不良的生活方式逐渐耗损了气血，这不仅危害女性健康，还让女性容颜受损。如何保证气血通畅呢？试试下面这几种方法，坚持，再坚持，一定看得到改变。

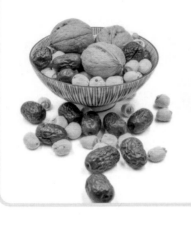

日常应适当多吃些优质蛋白质、微量元素（铁、铜等）、叶酸和维生素 B_{12} 等营养的食物，如乌鸡、猪血、猪肝、海参、黄鳝、菠菜、胡萝卜、山楂、龙眼肉、核桃、红枣、黑芝麻、赤小豆、莲子、鸡蛋、红糖等。它们都具有补血的功效。

运动也是调养必不可少的一个环节。它可以促进血液循环，加快新陈代谢，增强骨髓的造血功能。平时可进行跑步、瑜伽、爬山、健身操等运动。另外，中医认为"久视伤血"，就是说过度用眼会耗伤身体里的气血，也会让人气血不足，对于长时间坐在电脑前工作、长期用眼的职业女性，应该特别注意眼睛的休息和保养，防止因为过度用眼而耗伤身体的气血。

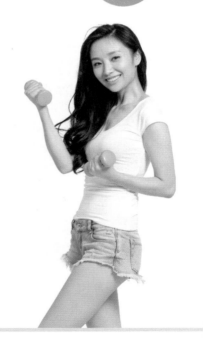

经常做头部、面部、脚部的保健按摩以消散化瘀，并坚持艾灸关元、足三里、三阴交等穴位，对延缓衰老有一定作用。

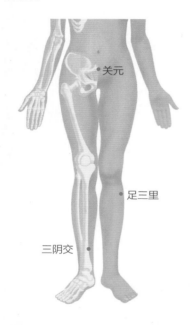

取穴方法：

关元在下腹部，身体前正中线，脐中下3寸。

足三里在小腿外侧，犊鼻下3寸，距胫骨前缘1横指。

三阴交在小腿内侧，内脚踝凸出处上3寸，胫骨内侧缘后方。

中药调养也是一种很不错的方法。常用的补血中药有当归、川芎、红花、熟地黄、桃仁、党参、黄芪、何首乌、枸杞子、山药、阿胶、丹参、玫瑰花等，用这些中药和补血的食物一起做成可口的药膳，补益气血的效果会加倍。

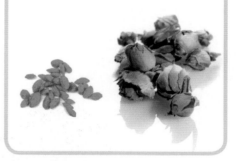

愉快的心情，乐观的心态，不仅可以增强身体的免疫力，而且有利于身心健康，同时还能使骨髓造血功能旺盛起来，使皮肤红润，面部有光泽。

好好吃饭——女人益气养血的最基本手段

补气血，没有什么灵丹妙药，也没有什么秘方绝技，最直接见效的方法就是普普通通的一句话——好好吃饭！

五谷杂粮——生气血的原料

生活中，有一些女性为了减肥，不吃主食，饿了就吃点蔬菜和水果，或者喝些牛奶。长时间下来，身材虽保持得很好，但却经常出现头晕恶心、提不起精神、频繁感冒等症状，以至于后来竟然患上了缺铁性贫血。出现这种情况的主要原因在于她们营养摄入不足，气血长期得不到补充！

我们的祖先早就明明白白地告诉了我们，《黄帝内经》中说："人以水谷为本，故人绝水谷则死，脉无胃气亦死。"意思就是，人的生命以饮食水谷为根本，所以当断绝饮食水谷时，人就要死亡。这里的"水谷"，主要是指最平常的水和五谷杂粮。五谷杂粮大多是植物的种子，是我们日常生活中的主食，它们可以说是植物最精华的、最有朝气的部分，吃下就会生成气血。

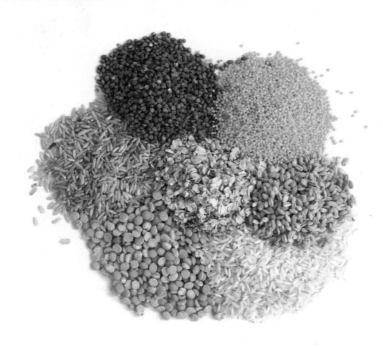

再来看看我们的祖先告诉我们的饮食法则："五谷为养，五果为助，五菜为充，五畜为益。"意思是说五谷是养命的根本，其他的蔬、果、畜都是辅助和补充。

所以从今天起就要好好地吃主食。有了足够的主食后再搭配着吃一些应季、新鲜，最好是本地生长的蔬菜和水果。同时，爱吃大米的人，应尽量搭配吃些面食，因为水稻性寒，小麦性温，性温的食物可健脾胃。相比之下，等量的面食与米饭，面食给身体提供的气血能量比米饭要多。

但是，有些人固执地认为吃了主食会发胖，加上杂粮口感不好，他们坚决不吃，以大量的瘦肉、蔬菜、水果替代，理由是吃这些不会胖！但这些观点并不正确。肥胖并非是吃多了主食造成的，而是体内脾、肾、肺脏的阴阳失调，多湿邪痰饮，无力完成水液的气化和代谢，致使湿邪痰饮滞留体内造成，是气血不足、阳气不足的表现，而不吃主食只会更加重气血不足，更加无力去推动运化，造成恶性循环。只会使人更胖、更虚弱，离减肥的目标更加遥远。

此外，最好将粗杂粮和细粮搭配食用，或者粗粮细做，做成地方风味食品来吃。比如：用小米、江米、大米、黑米、麦仁、玉米仁单独或搭配着，加入些豆类、莲子、薏米、芡实、百合或是花生、核桃、杏仁等坚果熬粥，或是用豆浆机打成米糊来食用，不但很香甜，还有利于消化吸收。

女性要注意的饮食原则

每顿饭只吃八分饱

每顿饭都不要吃得十分饱，八分饱足矣。因为胃本身的消化功能也要消耗气血能量，吃得过饱会加大胃肠负担，而且不能完全被吸收的东西就会被身体自动储存起来转化成脂肪，易导致肥胖。

细嚼慢咽是关键

现代人的生活节奏快，人们吃饭的时候经常都是匆匆忙忙的或者暴饮暴食、狼吞虎咽。要知道，我们吃下去的食物到了胃里要依靠胃腐熟成糊状才能让身体吸收，囫囵吞进的冷的、热的、辣的、硬的、大块的食物，要靠胃的蠕动来消化吸收，胃又没有牙齿，可想而知这些大块的食物对胃黏膜的刺激会多大。而且狼吞虎咽的时候，胃还来不及把吃饱了的感觉传递给大脑，所以经常吃到十二三分饱，过量食物身体根本吸收不了，就会变成脂肪堆积在身体里，小肚腩就出来了。

如果换种方式，将吃进去的食物用牙撕、舌搅、唾化，直到食物变细、变碎、变软，这才送入胃中。这样细嚼慢咽，不但可以减轻脾胃负担，还可以令食物被充分吸收，化成气血，滋养身体。

那么，如何让食物更细碎呢？

1.多吞咽口水。因为口水有稀释食物、清洁口腔、助消化的作用。

2.每口食物宜少量，而且每口吞咽两次。吞咽两次可以将食物稀释得更彻底。

注意，冷饮与辛辣伤气血

在炎热的夏天，一瓶冰镇饮料、一个冰激凌会让人感觉爽快无比，没有冷饮的日子简直令人无法忍受。但是大量的低于体温的饮料会让你的胃内所有的血管剧烈收缩，使脾胃气血凝滞，也就是中医上说的"寒则凝"。而"气血凝滞"则会出现"不通则痛"，因此，经常吃冷饮，易出现肠鸣、腹痛、腹泻等症。那么，夏天最好的饮品是什么呢？是温水。温水不但比冷饮更能缓解口渴，有利于排汗和散热，并且能够帮助脾胃运化水谷而化生气血。

此外，辛辣的食物会直接刺激胃肠黏膜，阻碍脾胃气血的生化。而且燥热之性很难疏泄出来，会留在体内成为燥热瘀滞，然后人就会经常上火，甚至出现胃溃疡、十二指肠溃疡、肠炎、肠溃疡、消化道出血、痔疮、胆囊炎症结石、咽喉发炎脓肿等症。所以少食或者不食辛辣食物为好。

食物也要同气相求：
吃要怎么吃，补又该怎么补

补益气血，"甘"不可少

我们先来说甘，甘就是甘甜的意思。如果你觉得身体虚弱需要补，不要急于去买补药，首先看看一日三餐，甘味的食品吃得够不够。《黄帝内经》曰："甘走肉，肉病无多食甘。"意思是甘味食物与脾相配，有补气血、调和脾胃、解除肌肉紧张以及解毒作用。所以，补益气血，还需"甘"味。

在日常生活中，甜味食物是大多数人的最爱，比如蛋糕、糖、红枣糯米粥、冰激凌等。但甘味食物不单指甜味，也包括淡味，就是没什么味道但是口感回甜的食物，比如说米、面、淡水鱼虾、牛肉、玉米、白薯、莲子、茄子、土豆、芋头、胡萝卜、白菜、冬瓜、黄瓜等。

甘属土，土应四季之气。所以，无论哪个季节，都要以吃甘味食物为主。特别是春天，更要多吃。因为春天是万物萌发的季节，生长需要能量，而甘味食品最能补气血；春天肝气旺，容易伤脾，甘味是脾的正味，能补脾。再加上"土生金，肺属金"。所以甘味的东西对肺特别好，能润肺、补肺气、滋肺阴。肺是统管人一身之气的。气虚的人，中气不足、气短懒言、爱出汗、爱疲劳，吃点甘味的东西就有补益的作用。

另外，甘味中的甜味能缓解疼痛和痉挛，虚寒腹痛、胃痛、头痛还有抽筋的时候，喝点糖水就会感觉好些。甘味中的淡味能利水渗湿，比如说薏米，眼泡肿或是小腿水肿的人就可以多吃一些。

吃甘味食物，也要适量

甘味中，淡味或是微甜的食物是我们要常吃的。但过甜则太腻，反而起阻滞功能。中医认为，"甘走肉，多食甘则痰溢，皮肤粟起"，意思是说，甘味有滋养肌肉的作用，但是过度进食甘味，不但起不到滋养的作用，反而会化生为痰饮，痰饮积聚于皮下，就会形成痰核，于是就有皮肤粟起的感觉，所以食用甘味要适可而止。

做明艳如花的女人：
益气养血小妙招

十全大补汤，
每个女人都应该知道的补血良方

"十全大补汤"来自《太平惠民和剂局方》，是一款上乘的气血双补良方，其功效远在"四物汤"之上。它是由补气的四君子汤（人参、白术、茯苓、炙甘草）和补血的四物汤（熟地黄、白芍、当归、川芎）合方再加温补的黄芪、肉桂组成，是温补气血的名方。十全大补汤主治气血不足诸症，如五劳七伤、饮食减少、面色萎黄、倦怠无力、精神不振以及疮疡不敛、妇女崩漏等。

女人大多都有气血不足的症状，多饮此汤对补血有着十分明显的功效，冬令进补最佳。所以气血虚弱，想增强体质、调理妇科的女性，要在入冬开始煲此汤以补益气血，增强体质。另外，怀孕的女性中贫血虚弱者用十全大补汤来调补身体，也百益而无一害。

现在很多超市里都卖十全大补汤的料包，但最好还是自己去药房配，既能保证药材的新鲜度，又能保证药材的品质，心里会踏实一些。最重要的是，超市的十全大补汤有些是以成品形式出售，药效远不如自己熬的汤药好。

十全大补汤

主料：人参、川芎各 6 克，肉桂、炙甘草各 3 克，熟地黄、黄芪各 12 克，茯苓、白术、当归、白芍药各 9 克。

配料：羊脊骨 500 克，生姜 30 克，葱、黄酒、花椒、盐各适量。

做法：

1. 将药材放入纱布袋中，用棉线将袋口扎紧；羊脊骨洗净备用。

2. 锅中加入适量清水，将羊脊骨放入水中焯水，撇血沫后捞出备用。

3. 砂锅中注入适量清水，大火烧开，依次放入羊脊骨、葱、生姜、花椒和中药包，再倒入一汤匙黄酒和少许盐。此时观察水量，应稍没过食材，水多可适当倒出一点儿。盖上盖子小火煲 2 小时即可。

4. 将汤汁倒入碗中，少许盐调味即可。

用法：早晚各食 1 碗。

注意：每次煎好的药汁差不多两小碗，一天饮完，饮完后，隔 5 天再服。

服食禁忌：风寒感冒者禁服。

功效详解："十全大补汤"是名不虚传的气血双补名方，对气血不足导致的病症都有奇效。还具有保护骨髓造血、延缓衰老和抗肿瘤等功效。

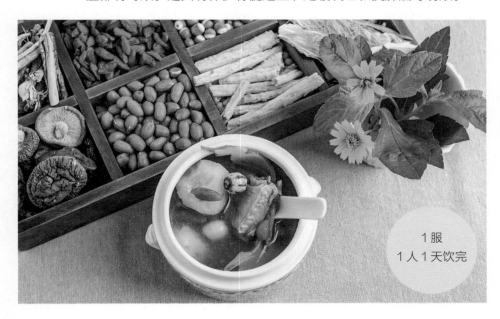

1 服
1 人 1 天饮完

杞菊当归茶，"电脑族"美女的补血英雄

电脑族属五劳之一——"久视"，中医认为，"久视伤血"，这里伤的是肝血，因为"肝开窍于目"，肝脏气血不足，眼睛就会出现视物不清、视力下降、双目干涩、酸痛等现象。

"电脑族"女性可能有这样的体会，整天对着电脑，眼睛就会酸痛、干涩、视物不清；如果晚上熬夜，超过凌晨1点，第二天早起眼睛就会干涩、胀痛，甚至会充血。这是因为凌晨1：00—3：00是肝经当令，此时不休息气血就无法回归于肝，肝血整日消耗得不到补充，反映在眼睛上就表现为双目干涩、酸痛、视物不清了。因此，"电脑族"养眼要先养血护肝，肝血充盈，才能让双眼明亮有神，更加迷人。

"电脑族"女性要特别注意养血护肝，因为久视后肝血不足，不仅两眼干涩，视物模糊，身体的其他部位也会出现异常，如出现以下症状。

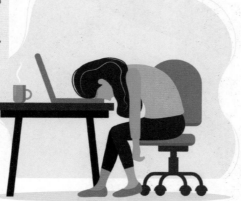

心：肝血不足，则心无所主，神失其养，故夜寐多梦。

头面部：肝血不足，头面失营，头面部失去气血的濡养，易出现眩晕，脸色苍白、无光泽。

肾：肝肾同源，肝血虚肾精也虚，肾气通于耳，所以，肝血虚会耳鸣。

爪甲：肝，其华在爪，肝血虚，故爪甲苍白没血色，无光泽。

四肢：肝生筋，肝血不足四肢失养，故四肢麻痹，关节屈伸不利。

妇科问题：女子以血为本，肝血不足，故月经异常、闭经等妇科病就出现了。

由此可见"女子以血为主，以肝为养"，故"电脑族"女性，一定要多休息，避免久视伤肝血。

缓解眼疲劳方法：保证充足睡眠，不熬夜；每天最好将用电脑时间控制在8小时之内，工作期间，避免"目不转睛"，尽量多眨眼，每隔45分钟至1小时，闭眼休息5～10分钟；眼与屏幕距离50～70厘米，且使屏幕略低于视水平线20厘米；多喝杞菊当归茶，清肝养血，清热解毒。

阿胶，气色红润的美颜上品

压力大的女人，易出现贫血、气血不足，反映在皮肤上就是皮肤粗糙、松弛，色斑出现，皱纹增多等情况。为了改善"面子"问题，有些女性朋友不惜血本，将大把的钞票投资在名牌化妆品上，试图补水、美白、抗斑、防皱，可最后往往收效甚微。

其实调身养颜在中国古代早已盛行，古代的女性靠什么调身养颜呢？古人一语道破天机："铅华洗尽依丰盈，雨落荷叶珠难停。暗服阿胶不肯道，却说生来为君容。"

诗中描述的人乃史上以貌美著称的杨贵妃，她就是通过服用阿胶养颜固宠的，可见阿胶美容养颜之功不容小觑。甚至李时珍在《本草纲目》中将阿胶列为上品，它与人参、鹿茸并称"中药三宝"。

阿胶性平，归肺、肝、肾经，具有滋阴、养血润燥、益气补血、美肌肤、抗衰老、延年益寿之效。

如今阿胶已被更多女性认识，很多爱美女性也都在服用阿胶来美颜。阿胶的做法多种多样，现在给大家介绍一个最简单的用阿胶益气补血的"秘方"。

阿胶鸡蛋汤：取阿胶10克，鸡蛋1个，盐适量。先将阿胶用300毫升水化开，然后将鸡蛋打入碗中搅匀，倒入熬好的阿胶中，煮片刻，阿胶鸡蛋汤就做好了。食用时加少许食盐调味即可。本方具有补气养血、红润容颜之功效。

阿胶是女人调理身体的妙药，经常服用阿胶不但能补气、养血、美颜，还能改善睡眠、改善贫血、抗疲劳、调理月经，增强抗病能力。此外，月经量少，每月点点滴滴，一两天就结束的女性，只需吃一点阿胶，月经量就会正常，而且气色也会变得红润起来。大部分女性在怀孕中期会出现缺钙、贫血的问题，吃些阿胶既补钙又补血，还有保胎、安胎的作用。据说，慈禧太后当年也是因为用阿胶保胎才顺利生下了同治皇帝。

但也要提醒女性朋友，阿胶虽是补血的佳品，但是不宜吃得太频繁，也不宜多吃，因为阿胶是经过提炼加工的东西，属于药品范畴，偏性较强，不宜大量进补。虽有保胎功效，但每个人的体质不一样，所以孕妇进补最好向医生咨询。还有舌苔厚腻，或白或黄者，说明体内火热过重，不宜服用阿胶，否则会加重内火。

艾灸足三里，抚平女人岁月的纹路

皮肤松弛是女人最介意的"面子"问题，皮肤松弛的女人给人的感觉是憔悴和无神。脸部的皮肤松弛，极有可能形成难以逆转的问题——皱纹。

要想皮肤白里透着粉红，有光泽、弹性、无皱纹、无斑，就要气血充足。人体一旦气血不足，身体状况不佳，皮肤就会变得松弛、粗糙、无光泽、发暗、发黄、长斑等。

另外，中医常说："脾胃气足，上荣于面。"脾胃气血充足，上以滋润面部皮肤，可见面色润泽、饱满紧致。脾胃又可化生气血，因此可推断，皮肤松弛的女性，多半脾胃功能也差。可能有人要说，自己平时并没有感到自己的脾胃有所不适，并且吃喝都不误。但这并不能说明你脾胃好，气血充足，只能说明你的脾胃功能还没下降到严重的程度。

紧致皮肤，调养气血，要从调理脾胃开始。调理脾胃的方法有很多，这里我们主要针对改善面部皮肤的问题来调理脾胃。

足三里位于足阳明胃经，足三里可健脾胃，益气血，艾灸足三里可起到温经通络、温补气血的作用，因此对于气血不足之皮肤松弛的女性，建议采用温灸足三里的方法。

具体做法：每天晚上入睡前，艾灸足三里 10 分钟左右。为避免灼伤皮肤，点燃的艾条最好与皮肤保持 1～3 厘米的距离。坚持灸一周，松弛的脸部皮肤就会有紧致的迹象，接着灸下去，皮肤下垂、鼻子旁的两道法令纹、眼角纹以及水袋腮都会慢慢地改善。此外，足三里还是个"长寿穴"，每天抽时间按揉一下，还能提高身体的免疫力，增强体质，防治肠炎、便秘、肝炎、胆囊炎等症。

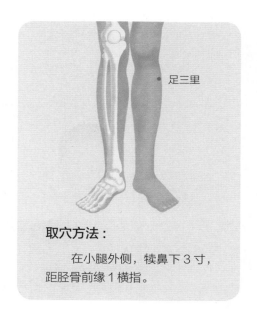

足三里

取穴方法：

在小腿外侧，犊鼻下 3 寸，距胫骨前缘 1 横指。

过度疲劳既伤气血又伤身

人在疲劳的时候，脏腑易出现气血亏损，表现为精神差、乏力、思维迟钝、记忆力减退等。中医认为，"有诸内者，必形诸外"。是说凡是体内的疾病，必然在体表（外）有迹可循，所以，气血不足时皮肤上也会出现面色无华、皮肤干燥、面色苍白或萎黄等现象。

如果感觉自己太累了，一定要停下手中的工作，好好休息。然后在饮食上多吃一些补气血的食物，只有把气血调顺，才能精神饱满地继续投入到工作中去。如果你不重视休养调补，久而久之，一些生理病，如痛经、月经不调、带下异常以及面黄、色斑、皮肤粗糙、衰老等问题都会找上你。

我们可以选择红色和黑色食物来调补，红色食物养血，如红枣、赤小豆、红糖；黑色食物补肾气，如乌鸡、芝麻等都可作为日常补气血的首选食物。红枣、芝麻，方便随身携带，可经常食用。另外，一定要控制脂肪的摄入，过多摄入油脂不利于补血食品的吸收。

此外，经常按一下气海、关元、足三里、三阴交四个穴位，也能帮你补气血。

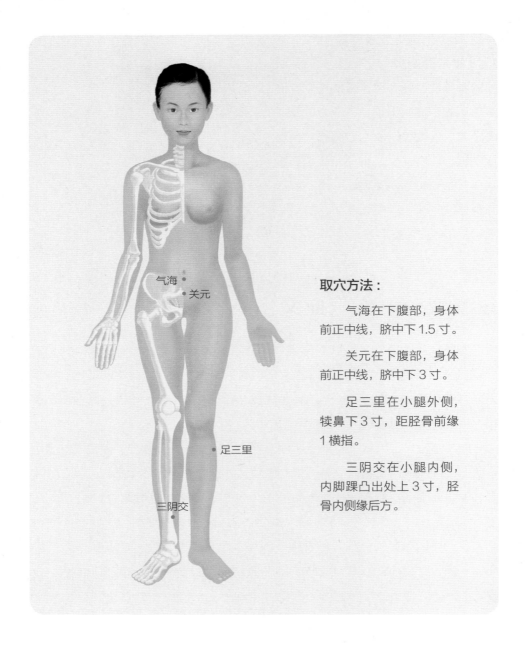

气海

关元

足三里

三阴交

取穴方法：

气海在下腹部，身体前正中线，脐中下1.5寸。

关元在下腹部，身体前正中线，脐中下3寸。

足三里在小腿外侧，犊鼻下3寸，距胫骨前缘1横指。

三阴交在小腿内侧，内脚踝凸出处上3寸，胫骨内侧缘后方。

气血失调要对症、分类调养

气和血是相互联系、互为作用的，"血为气之母，气为血之帅"，指的就是血能助于气的生成，气能带动血的循环，气运血，血固气。如果气和血的合作不那么默契，就会出现气血失调，很多问题也会随之而来。

气血失调常表现为气虚证、血虚证、气血两虚证、气滞血瘀证、气虚血瘀证等，因此气血调理是远离疾病、赢得健康的第一步。

气虚证

气虚证是指全身或局部气的减少，而导致脏腑组织功能减退的症候。多由久病体虚、劳累过度、年老体弱、营养不足等原因引起。

气虚证的主要表现为：少气懒言、全身疲倦、头晕目眩、声音低沉、动则气短、易出汗、心悸、面色萎黄、食欲不振、虚热、舌淡苔白、体胖乏力、舌边有齿痕、脉弱等。

气虚者须补气，补气的药物可选用人参、黄芪、党参等；补气虚的食物可选牛肉、鸡肉、猪肉、糯米、大豆、白扁豆、红枣、鲫鱼、鲤鱼、鹌鹑、黄鳝、虾、蘑菇等。

下面推荐食疗妙方两例。

花生红枣烧猪蹄

将 100 克花生、40 枚红枣洗净置碗内，用清水浸润待用；1000 克猪蹄去毛洗净，放在锅中加清水和料酒煮，煮至四成熟时捞出，用酱油抹匀；锅置火上，加入油，烧至七成热时，将猪蹄放入锅中，炸至金黄色时捞出；原锅倒去油，将猪蹄放进锅，加水、花生、红枣及适量料酒、白糖、葱段、姜片、味精、花椒、八角、小茴香、盐等，烧开后用小火炖烂即可。

功效解析：花生具有调养气血、润肺化痰、和胃生乳等功效；红枣有强筋壮骨、补血行气、滋颐润颜的功效；猪蹄性平，能滋阴、益气血、通血脉。此菜能益气通乳，润滑肌肤，对预防皮肤干燥、皱纹、衰老大有益处。

五香牛肉

将半茶匙花椒、2 粒八角、1 块桂皮、5～6 块砂姜、1 个碾碎的草果、半茶匙茴香、干葱碎、1 平茶匙盐、半汤匙冰糖碎、上汤 400 毫升置锅内煮 15 分钟成卤水。把 500 克牛肉洗净，放进卤水中，并加入 1 茶匙酒，再用中火煮约 40 分钟。取出牛肉，晾凉后切薄片。将红椒丝、麻油、生抽各 1 汤匙，浙醋 1 汤匙半，熟油 1 茶匙，糖半茶匙调和，做成蘸汁料，便可与牛肉同食。

功效解析：牛肉有补中益气、滋养脾胃、强健筋骨、化痰息风、止渴止涎之功效，适宜中气下隐、气短体虚、筋骨酸软、贫血久病及面黄目眩之人食用。

血虚证

血虚是指因体内阴血亏损所表现的全身虚弱性的症候。可由先天禀赋不足，或失血过多，或久病不愈伤气耗血，或脾胃功能失常，水谷精微不能化生血液等原因所致。

血虚证的主要表现为：面色无华或萎黄，唇色淡白，指甲苍白，易感到疲劳，难集中精神，月经量少色淡，经期错后或闭经，耐力变差，频繁感冒，免疫力明显下降，情绪不稳定，易烦躁等。

血虚者重点以补血、养血、生血为主。补血的药物可选用当归、阿胶、熟地黄、桑葚等。补血虚可选用菠菜、黑豆、乌鸡、黑芝麻、胡桃肉、龙眼肉、鸡肉、黑木耳、猪血、猪肝、红糖、赤小豆、胡萝卜等食品。

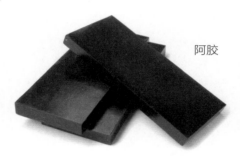

阿胶

下面给大家推荐一个食疗方。

山药牛腩煲

将500克牛腩洗净，切成3厘米见方的块，用沸水烫过洗净；胡萝卜1根洗净、去皮，切滚刀块；怀山药500克去皮、洗净，切滚刀块；煲中放入清水，放入牛腩块和姜3片、白胡椒粒1茶匙、料酒1茶匙、桂皮1片、香叶3片、八角3枚、陈皮1片，煮开后转小火炖至稍烂（约30分钟）；加入胡萝卜、山药同炖，直到牛腩软烂。吃时加盐及鸡精调味即可。

功效解析：这道菜曾经被健康之路的点评专家给予"神仙之食"的美誉，有滋养脾胃、补气养血、补虚抗衰、扶正祛邪等功效。

气血两虚证

气血两虚证，是指气虚与血虚同时存在的症候。气血两虚多与劳累、压力过大、营养不良、外伤、手术以及经期、产后失血过多等有关。多表现为头晕目眩，无力或懒于言语，全身乏力，心慌失眠，面色淡白或萎黄、没有光泽，唇甲淡白，舌质嫩、色淡，脉细弱等。

调理气血两虚体质，重点以补益气血为主。补益气血的食物有花生、莲藕、黑木耳、鸡肉、猪肉、羊肉、海参、桑葚、葡萄、红枣、桂圆等。此外，其他小节中提到的补血方法，气血两虚的人同样可以用来调理体质。

下面给大家推荐两例食疗妙方。

方1

二米粥

取等量的大米和玉米（约一把的量），将两米放入锅中煮熟食粥即可。此方中用大米配玉米，既能补气，又能补血，是气血双补的特效食疗方。

功效解析：这是一道简易的补血食疗方。五谷都为种子，有生气的功效，都是补气血的佳品。五谷中，大米补中益气、玉米宁心活血、黄豆益气；豆腐多由黄豆制成，有补气的功效；大葱味辛，性温，能通阳活血。

方2

杞子红枣煲鸡蛋

将枸杞子20克、红枣8枚、鸡蛋2个，一同放入锅中煮，待鸡蛋煮熟后剥去壳，再煮片刻即可，吃蛋饮汤。

功效解析：本方所用枸杞子、红枣是补气养血的上品。所选食材易购买，其功效完全可与价格昂贵的补品相媲美，经常食用此方能达到养生保健的功效。

另外，穴位按摩对补气血也非常有帮助。若你是气血两虚型体质，建议每天抽出 20 分钟，做做调补气血的穴位按摩。

关键穴位：气海、关元、足三里、三阴交。

具体方法：找到四穴后，每晚 17：00—19：00，先按揉气海 5 分钟，然后按揉关元 5 分钟，接着按揉两侧足三里 5 分钟，最后按两侧三阴交 5 分钟。坚持按揉，效果更为明显。

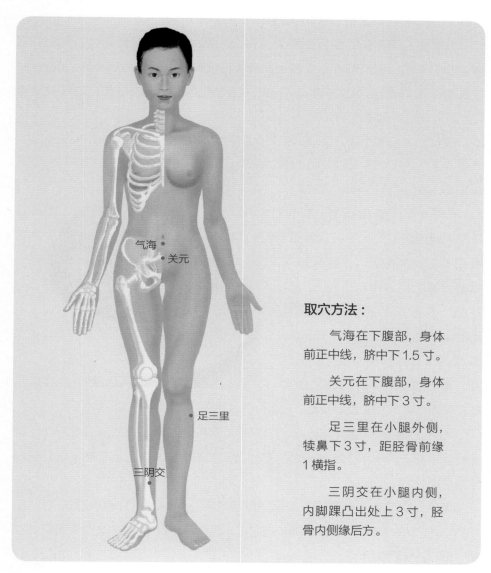

取穴方法：

气海在下腹部，身体前正中线，脐中下 1.5 寸。

关元在下腹部，身体前正中线，脐中下 3 寸。

足三里在小腿外侧，犊鼻下 3 寸，距胫骨前缘 1 横指。

三阴交在小腿内侧，内脚踝凸出处上 3 寸，胫骨内侧缘后方。

气滞血瘀证

气滞血瘀证，是指由于气滞不行导致血的运行不通，而出现既有气滞又有血瘀的症候。易怒或性情急躁的女性，长期情志不遂，生气后憋在心里，抑郁不发，可导致肝气郁结而致气滞血瘀。气滞血瘀证多表现为性情急躁、易怒，胸肋部胀满疼痛，且疼痛走窜不固定，乳房胀痛，易痛经或闭经，经色紫暗夹有血块，面色灰暗无光，黄褐斑增多，舌色紫暗或有瘀斑等。

为避免气滞血瘀，保持愉悦的心情尤为重要。心情愉悦则气血调和，遇事要心平气和，事不顺心则应找朋友倾诉，化解心中郁闷，寻求解决的方法，千万不可郁郁寡欢，抑郁不发。长此以往，势必影响气血运行，不仅有损容貌，更会引发多种疾病。

饮食上可多食山楂。山楂可消食化积，行结气，化瘀血，对食积等均有良效。可以这样吃：取山楂10克，红糖适量，将山楂与红糖研磨成馅，加适量白面，做成包子，蒸熟即可。这是调理气滞血瘀体质不错的食疗方，但胃酸过多者不宜食用。另外，气滞血瘀体质者也可常食像黑木耳、黑豆、鲜藕、韭菜、酒、醋、刀豆、茄子等食物。特别要注意的是，寒凉冷冻的食物最好少吃。

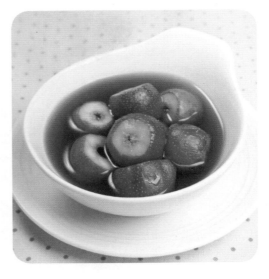

气滞血瘀体质有经期痛经者，特别是以胀痛为主时，可取玫瑰花瓣15克，泡制成玫瑰花茶饮用，效果显著。因为玫瑰花最能止痛，且有理气解郁、活血化瘀的功效。

另外，应多做一些有益于气血运行的活动，如跳舞、打太极拳、八段锦、站桩功等。总体来说，此种类型气血失调的活动应以全身各部位都能得到活动、助气血运行为原则。

气虚血瘀证

气虚血瘀证，是指既有气虚的症状，同时又兼有血瘀的症候。气虚运血无力可逐渐形成瘀血内停而导致气虚血瘀。

气虚血瘀证的主要表现为：疲倦乏力，无力或懒于言语，常见刺痛，多发于胸胁部位，痛处固定不移，触之疼痛难忍，面色淡白或晦滞，没有光泽，或见黄褐斑增多，舌色淡暗，或可见紫斑和瘀点，脉沉涩等。

女性气虚而引起的血瘀症候，可通过食物调养、加强锻炼而使气血调和。食物调养方面，可用人参、白术、川芎各10克，桃仁5克，四味药与大米同煮熬粥，以补气活血。

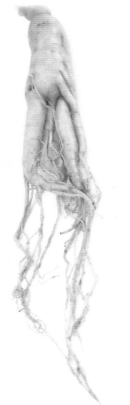

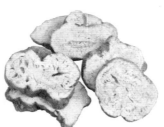

白术：健脾益气

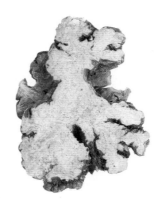

川芎：活血行气，祛风止痛

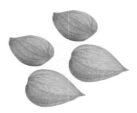

桃仁：活血化瘀

人参：补元气，增强免疫力

女人"四期"如何补血

《女科百问·卷上》指出："男子以精为本，女子以血为源。"对于女性来说，更是"以血为本"，因为女性气血充盈调畅，经、孕、产、更年期四期功能就正常；气血失调，则会导致经、孕、产、更年期四期功能异常，引发各种不适症状和疾病。

经期：小肚子隐隐作痛，怎么调

经期小腹部隐痛，这是女性血虚的一个典型表现。此外，女性血虚还常表现为月经推迟、量少，色淡红，无血块，或头晕眼花，心悸少寐，神疲肢倦，面色萎黄或苍白。

调理应以补血滋阴为主。下面给大家介绍一款食疗方"当归乌鸡汤"。

当归是女性补血的良药。当归性温，味辛、甘；归肝、心、脾经，具有补血活血、调经止痛、润肠通便的功效。当归主治血虚萎黄，眩晕心悸，月经不调，经闭，痛经，虚寒腹痛等妇科疾病。

至于乌鸡，相信每一位女性都了解它的功效。自古以来，乌鸡就是我国传统的名贵中药，其全身均可入药，《本草纲目》称"乌骨鸡甘，平，无毒。补虚劳羸弱，治消渴，中恶鬼击心腹痛，益产妇，治女人崩中带下，一切虚损诸病，大人小儿下痢禁口"。意思是说乌鸡具有补肝肾、益气血、退虚热的功效。

适用于虚劳羸瘦、骨蒸痨热、消渴、久泻、久痢等多种疾病。乌鸡做菜或者是煲汤，不但可以滋阴养颜，还可以气血双补。加上乌鸡脂肪含量及热量都很低，非常适合女性食用，并且不容易引起肥胖。

做法很简单：取当归12克，党参30克，枸杞子7粒，乌鸡1只，生姜、料酒、盐各适量。先将乌鸡洗净，砸碎骨头，然后放进温水里加入料酒用大火煮，待锅开后捞出乌鸡，放进清水里洗去浮沫，再把乌鸡放入盛有温水的砂锅里，将当归、党参、枸杞子、生姜、料酒一起放入锅中，用大火煮，待锅开后再改用小火炖，1小时后，加入盐调味即可。吃肉饮汤，每周服一次。

这个食疗方，不仅适于血虚引起的月经不调，对治疗妇科病也有疗效。

孕期：贫血，红枣相助

孕中期大多数孕妇会出现贫血的现象。妇科专家建议，贫血不严重的女性，不必花重金去买"药品"。药补不如食补，最适合孕期补血的食物是红枣。

红枣最突出的特点是维生素含量高，是"天然维生素丸"，对于孕妇补充营养及胎儿生长发育都有很大帮助。

红枣性温，味甘，归脾、胃、心经，具有补中益气、养血安神、缓和药性的功能。红枣含有蛋白质、脂肪、维生素E、维生素A、维生素C、钙、铁等多种营养成分。

孕妇补血最需要的元素是钙和铁，红枣中钙、铁含量丰富，并且还含有预防流产的天然维生素E。因此建议孕妇选用红枣补血，既安全，又有效。

特别提醒：红枣可以经常食用，但不可过量，否则有损消化功能，并出现"上火"的症状，如便秘、尿黄、淋巴结肿大、舌苔厚黄等热证。若孕妇在贫血的同时合并糖尿病，则不适合通过食用红枣来补血，因为红枣含糖量太高，食后会造成血糖升高，使病情恶化。

产后：气血虚弱引起的少乳，怎么调

乳汁是由气血转化而来的，气血充盈的女性，乳汁分泌正常；相反，如果在女性分娩后2~3天开始泌乳时，出现乳汁少或无乳汁，乳汁清稀，乳房柔软，无胀痛感，面色苍白无光泽，神疲食少，舌淡少苔等情况，多是气血虚弱所致。

调气血虚弱引起的少乳，以补气养血为主。饮食中，必须增加蛋白质和钙的摄入。比如多食鸡蛋、鱼、畜肉、豆腐等高蛋白食品，通过摄入乳类、鱼虾、海带等来补充钙，为了促进人体对钙的吸收，最好多出去晒太阳。

治疗产后气血不足、乳汁不下的最有效食疗方——黄酒炖鲫鱼。这个食疗方能通气下乳，可用于治疗乳汁不下，取材简单，做法简易，具有十分显著的疗效。

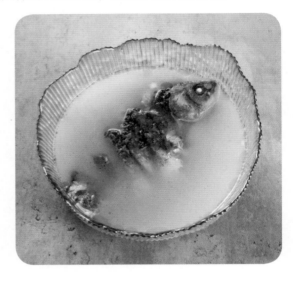

具体做法：取500克左右的活鲫鱼1条，黄酒适量。先将鲫鱼去鳞及内脏，洗净备用。锅中加入适量水，将鲫鱼煮至半熟，加黄酒清炖。吃鱼喝汤，每日1次。

鲫鱼性温，味甘；具有下乳、利水消肿、益气健脾、解毒的功效，特别适用于气血虚弱，乳汁不通，脾胃虚弱，少食乏力，呕吐或腹泻的患者服用。黄酒营养丰富，具有和血、行气、祛寒等功效，此处用黄酒，是用它来去除鲫鱼的腥味，使做出来的汤更加美味。

更年期：女性调养首选甘麦红枣汤

女性更年期是由中年向老年过渡的时期。一般来说，女性进入更年期的年龄在 45～55 岁（绝经期），但近几年，随着生活压力的增大，有一部分女性在 35 岁就出现了更年期的症状。

女性进入更年期，最常见的症状为，阴道分泌液减少，性机能减退，失眠、烦躁、潮热、盗汗、心悸、胸闷憋气，身体忽冷忽热，出汗多，四肢发麻，食欲差；面部出现色斑、皱纹，乳房干瘪萎缩、松弛等。

中医把更年期归属于"脏躁"的范畴。治疗以补脾肾、调冲任为主，兼以疏肝理气，节嗜欲，适劳逸，慎起居，以配合治疗。

治女性更年期综合征，重在养心安神、和中缓急，汉代名医张仲景所著的《金匮要略》中有一方。方中说："妇人脏躁，喜悲伤欲哭，象如神灵所作，数欠伸，甘麦红枣汤主之。""甘麦红枣汤"是汉代专治女性更年期症状的良方，可称得上是医圣张仲景《金匮要略》中调理五脏的精华部分。下面就给大家介绍一下这款汤的具体做法。

取小麦 18 克，炙甘草 12 克，红枣 9 枚，先将这三味食材用大火煮沸，再改用小火煎煮至小麦黏稠，取煎液两次，混匀饮用。早晚各服一次，连服 15 天。

这款汤剂中，小麦养心液，和肝阴，有消烦止汗的功效；炙甘草泻心火；红枣补血，调和脾胃。经常服用甘麦红枣汤，不仅能缓解女性更年期症状，还可以增强体质。

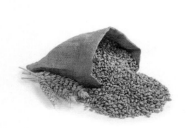
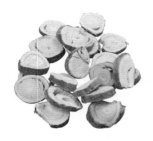
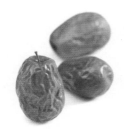

小麦：敛虚止汗　　　　炙甘草：泻心火　　　红枣：补血，调和脾胃

气血调养好，
妇科小病早跑掉

常按带脉和关元，远离妇科病

妇科病几乎都跟气血有关，只有疏通全身气血，使气血调和，才能真正远离妇科病。

《妇人大全良方》中记载："人有带脉，横于腰间，如束带之状，病生于此，故名为带。"带下正是妇科病的多发部位，所以妇科病古时叫"带下病"。

带脉和关元，是两个治妇科病的万能穴。医圣张仲景说，调治带脉，可治一切妇科病。

带脉，不是一条经络，是足少阳胆经的穴位，具有通调气血、温补肝肾的功效。主治经闭、月经不调、赤白带下、腹痛、疝气、腰胁痛、子宫内膜炎、附件炎、盆腔炎、带状疱疹等。

关元，在任脉上，可培补元气，能同时调理肾、脾、肝三经气血。

中医认为，女人妇科问题都与"肝肾"息息相关。而带脉和关元可以温补肝肾，调

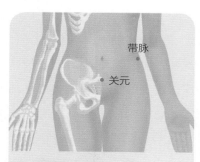

取穴方法：

带脉在侧腹部，第十一肋骨游离端垂线与脐水平线的交点上。

关元在下腹部，身体前正中线，脐中下3寸。

补气血，所以经常按揉这两个穴位，妇科问题就会远离女性。

具体按摩法：每日晚饭前 17：00—19：00，刺激带脉和关元 3 ~ 5 分钟，坚持按摩能有效防治盆腔炎、附件炎、子宫内膜炎等妇科病。

归地烧羊肉，改善月经失调

月经失调就是月经周期或出血量异常。女性正常月经周期为 25 ~ 35 天行经一次，经血量一般在 120 ~ 250 毫升。如果月经周期出现提前、延后、先后无定期，或者经血量过多、过少时，就表明月经失调了。

从中医的角度来讲，引起月经失调的原因很多，如机体的正气不足、抗病能力低下、肾气亏损、六淫侵袭、七情太过、饮食不节、营养不良、房劳多产、太胖太瘦等，都可能引起月经失调。但引起月经失调的最重要的原因是正气不足、气血失调。所以中医在治疗月经不调时主要从调理气血入手。

下面给大家介绍一款调月经的食疗方——归地烧羊肉。

做法很简单：羊肉 500 克，黄芪 30 克，当归、生地黄各 15 克，干姜 10 克，酱油、糖、料酒、盐等调味料各适量。将羊肉洗净，切成方块，放入砂锅内，再加入黄芪、当归、生地黄、干姜，加入适量的酱油、糖、料酒、盐等调料，锅置火上烧至羊肉熟烂即可。

这一食疗方对气血不足导致的月经失调有非常好的治疗效果。方中的黄芪具有补气的功效；羊肉性温，味甘，能助元阳，补精血，益虚劳，羊肉补血养气之功效可以与人参相媲美，甚至比人参的功效还要好；当归是治女性妇科病的常用药，补血活血、调经止痛的功效相当好；干姜温中散寒，临床对于治气血虚亏引起的月经失调，有较好的疗效。

最后提醒大家，有月经问题的女性，平时一定要注意调和气血，但也不能操之过急，调补气血不同于治病，不能立竿见影，见效快的也要半年，慢者可能要一年，贵在持之以恒。

气血两虚是痛经的罪魁祸首

中医认为，胞宫的气血运行不畅，"不通则痛"，或胞宫失于气血濡养，"不荣则痛"，是痛经发作的原因。常见的痛经类型有气血虚弱、气滞血瘀、寒凝血瘀和湿热蕴结。气血不足，胞脉失于濡养，"不荣则痛"；气滞、寒凝、湿热均可导致气血凝滞不畅，胞脉气血壅滞，"不通则痛"。

中医治痛经以"通补气血"为主，气血充盈，运动通畅，来月经时就不会痛。下面给大家介绍一款具有通补气血功效的食疗方。

做法很简单：取当归 10 克、羊肉 100 克、生姜 10 克，炖烂即可食用。每日 1 次，经前连服 5 ~ 7 天。此汤具有养血、活血、止痛的作用，治痛经非常有效。

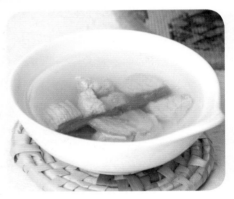

另外，建议爱吃酸的女性，在经期将至时，每天喝一些苹果醋。酸食有行气活血的功效，也能一定程度地缓解痛经症状。

按摩帮气血"清道"，缓解痛经问题

除了上面的食疗方外，穴位按摩也是行之有效的缓解痛经的方法。因为经络是运行气血的通道，保持经络畅通，使得体内的代谢废物顺利排走，就会使痛经症状得到缓解。

操作方法如下：取俯卧位，医者首先用掌擦法反复直擦背部督脉、背部膀胱经约 10 分钟，以皮肤发热为度；其次用拇指按压腰骶部八髎穴 3 分钟，以有酸胀感为度；再次掌擦八髎穴，以透热为度；最后用拇指按揉双下肢部三阴交穴 3 分钟，以有强烈的酸胀感为度。于月经前 10 天开始按摩，每日 1 次，10 次为 1 个疗程。此法可行气活血，温经散寒，坚持治疗能明显减轻痛经症状。

三阴交：在小腿内侧，内脚踝凸出处上3寸，胫骨内侧缘后方。

上髎：在骶部，正对第一骶后孔中。

次髎：在骶部，正对第二骶后孔中。

中髎：在骶部，正对第三骶后孔中。

下髎：在骶部，正对第四骶后孔中。

下面再给大家介绍几个治痛经的要穴——神门、太冲和涌泉穴。

先来看一下，为什么神门穴能治痛经。古人曾说"胞宫络于心"，就是说子宫和心脏由经络直接相连。每个月快来月经时，心脏会向子宫输送心气，出现痛经是心传达给子宫的心气偏多，壅塞在子宫里面，从而导致小腹胀痛、痛经。简单来说，痛经是心脏向子宫输送的心气过多所致，想治痛经必须先把多余的心气收回。

神门穴是心经的原穴。整个心经都是来安定心神的，最大的功能就是泻心火。

具体操作为：每天午饭后11：00—13：00，按神门5～10分钟，此时心经最旺，按摩泻心火的效果最佳。提醒大家，只需按"左侧"神门。因为按右侧神门是释放心气的，越按痛经越严重。

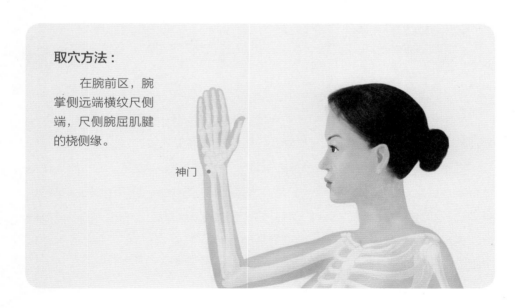

取穴方法：

在腕前区，腕掌侧远端横纹尺侧端，尺侧腕屈肌腱的桡侧缘。

神门

太冲穴，是肝经要穴。心气在传达的时候是以冲、任两脉为通道的。肝脏是冲脉的上司，如果肝有问题，就会造成其通道冲脉出现痰浊瘀滞的现象，从而出现痛经。所以打通冲任、二脉也可治痛经，太冲穴即是其首选。

涌泉穴是肾经首穴。子宫属于肾的管辖范围，在肾的"一亩三分地"之内，所以治痛经，涌泉穴是责无旁贷的。只要每天坚持按以上三穴，就能很好地告别痛经。

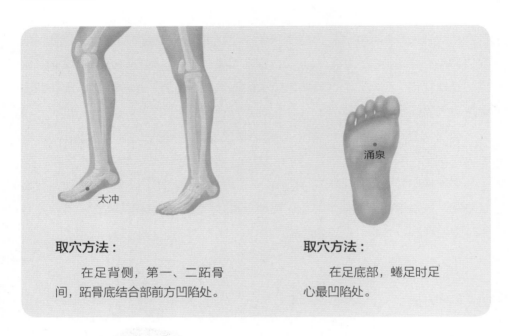

取穴方法：
　　在足背侧，第一、二跖骨间，跖骨底结合部前方凹陷处。

取穴方法：
　　在足底部，蜷足时足心最凹陷处。

具体按摩方法：每晚临睡前，洗净双脚，用食指从上到下推太冲穴3～5分钟，再用拇指按揉涌泉穴3～5分钟。坚持按效果更明显。

特别提醒，痛经症状特别严重的女性，一定要去医院检查。因为你很可能患有继发性痛经。继发性痛经大多是身体某个器官发生病变所致，比如子宫内膜异位、盆腔炎等，但通常我们仅通过痛经的症状是无法区分的，所以最好去做个妇科检查。如果检查结果表明不是继发性痛经就可以用上述方法治疗以缓解症状。

调养气血，
助你"好孕"

气血不足易致习惯性流产

"血气虚损，不足营养，其胎自堕，譬如枝枯则果落，藤萎则花堕"，意思是女性气血不足，不能养胎载胎，易频频流产。这就好像树的枝干枯萎了，果实自然不能成活，植物的藤枯萎了，花一定会坠落一样。女性气虚则孕后无法为胚胎提供充足的氧气，血亏则血液不足，胚胎无法被滋养，胎儿生长受限，还会由于贫血而造成缺氧，胎儿易堕，造成小产。

唐代孙思邈的《备急千金要方》中提及，"妊娠一月，足厥阴脉养，足厥阴属于肝，肝主筋及血。一月之时，血行否涩（否涩：不通和，不畅快），不为力事。寝必安静，无令恐畏"。

以上意思是，女性在怀孕一个月的时候，胚胎寄居在母体腹中，依赖孕妇的气载血养而发育成实。可见气血对胚胎发育成长的重要性。

我们都知道，与气血相关的两大器官，一是肝，肝主藏血；二是脾胃，脾胃乃气血生化之源。所以，在怀孕前，乃至怀孕后，孕妇都不宜做有损这两个脏器的事情，以保证胚胎的正常发育。

所以孕期女性应注意，少食腥腻辛燥的食物，忌过饥过饱、过食或偏食寒凉生冷之品。

黑米花生红枣粥，让你拥有好"孕"气

在中医看来，肾虚、气血不足均可导致女性不孕、习惯性流产。所以，建议婚后多年未孕，或有过流产史的女性，要抓紧时间补气血、益肾精，等到肾气充足，气血充盈，身体调理好了，下一次再怀宝宝时心里才会更踏实一些。

益肾补气血的方法有很多，可以去医院开些中药调理，也可以在日常饮食中侧重地补一下身体，这样药食同补效果会更好。那么该怎么药食同补呢？我为大家推荐"黑米花生红枣粥"。

这款粥由黑米、花生、红枣三种材料组成。黑色入肾，故黑米是补肾的佳品，能益肾气，使肾气充足；花生是养胃的营养品，它补脾胃的功效远胜于其他营养品，脾胃是气血生化之源，脾胃功能好了，才能有足够的气血濡养各脏腑；红枣，不用多说，是众所周知的补气血的圣品。所以，这三味食材一起煮粥，坚持服用，就能达到益肾补气血的作用。

下面说一下这款粥的用量及具体做法：黑米、花生各 100 克，红枣 20 克，先将黑米、花生泡上 3～4 小时，然后一起放入锅中煮粥，先用大火煮开，然后放入红枣，改小火慢慢熬熟即可。喜食甜食者，可稍放些冰糖。

同时，建议广大女性适当补充维生素 E，它有保养卵巢、预防习惯性流产的作用。另外，《黄帝内经》中还说"恐伤肾"，提醒女性在怀孕期间最好避免受惊吓，否则会导致肾气的紊乱或者不足，同样容易发生流产。

女性久坐气血不畅，易致不孕

有一个奇怪的现象，办公室女性更易患不孕症。这是为什么呢？跟她们的生活习惯有关。她们每天从早上 8 点，略带困倦地走进办公室，工作到下午 6 点，上班要坐 8～10 小时，下班后还得接着坐车、坐着吃饭、看电视，这样加起来要坐十几个小时。

女性久坐后，会出现"卵巢缺氧"的现象，这样疾病就会肆意入侵，增加了女性患上妇科病的概率，最为多发的是痛经。长期久坐不动，会使腹部以及盆腔部位的血液循环不畅，极易导致女性输卵管不通、子宫内膜异位症、内膜组织增生等。这些都可能会引起不孕症的发生。

此外，从中医理论来讲，"久坐伤肉"，意思是长期久坐不动，会造成气血运行缓慢，可使肌肉松弛无力。严重时还会出现肌肉僵硬、疼痛麻木、肌肉萎缩等问题。而运动时气血可周流全身，使得全身肌肉及脏腑器官得以濡养。

所以从现在开始，建议无论你是正想生育宝宝的准妈妈，还是已生育过的女性，为了健康，一定要抓紧时间活动一下。最好每坐一小时就起来舒活一下筋骨。

下面，给习惯久坐的女性提供一些简易运动法，午餐后一小时，你一定要起来动一动。

1

左右扭腰
直立，左右两侧扭肩、背、腰，同时双手握拳，轻轻捶后腰。每次做 20 下左右，促进血液循环，能缓解久坐带来的肩、背及腰部不适，预防腰肌劳损和椎间盘组织弹性减退。

2

伸懒腰
这是一个非常不错的促进全身血液循环，舒展肌肉，缓解腰肌疲劳的动作，同时对促进脊柱正常发育也很有效。

3

头部运动
抬头、低头、歪头向左、歪头向右，尽量拉伸颈背部肌肉；头向前后左右为 1 次，做 10~15 次。能醒脑提神，预防颈椎病。

4

踮脚
双脚踩地，双脚或单脚足尖着地，足跟上抬，然后放下，如此反复进行 30 次，可以促进下肢静脉血液回流，预防下肢静脉曲张。

5

提肛
将肛门一提一松，反复进行，每天 50 次左右，可以促进肛门局部的血液循环，能预防久坐引起的痔疮等其他肛周疾病。

穴位疗法畅通气血，调理不孕

　　输卵管堵塞是导致女性不孕的罪魁祸首，那么是什么造成输卵管堵塞呢？输卵管堵塞一般有原发性和继发性两种。原发性输卵管堵塞，即先天性的输卵管堵塞，出生时就有的；而继发性输卵管堵塞，则是后天性的因素所造成，包括一些疾病因素及人为因素。这些因素导致气血运行不畅，壅阻胞脉，使输卵管出现充血、水肿、炎性浸润、积脓、积液以及肉芽性增生等病理改变，从而引起输卵管堵塞。输卵管就好比一个水管，如果水管被杂物堵住了，我们第一反应就是"通"！同样，输卵管堵了，我们也一定要通，这个"通"是指疏通经脉，让气血通畅。通则不堵，通则不痛。

　　经常按摩三阴交、关元两大穴位对疏通堵塞的输卵管、疏通气血有很好的辅助作用。

　　三阴交，是肝、脾、肾三条阴经的交会之穴，按揉三阴交可使三阴经脉和顺，补气活血。

　　关元，是身体的三大保健穴之一，是下丹田元气汇集的地方，可以温灸，也可以按揉，有助于保元气，益元气，温通气血。

　　输卵管堵塞的女性，在每晚临睡前，按三阴交5~10分钟，再按关元5~10分钟。艾灸效果更好。只要坚持每天刺激以上两大要穴，就可以疏通经脉气血，对疏通输卵管非常有效。

　　虽然以上的按摩方法对重度输卵管堵塞也能起到较好的辅助治疗功效，但病情严重者，最好还是及时去医院做相应的输卵管疏通手术。

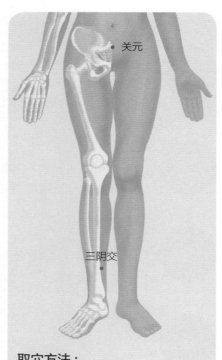

关元

三阴交

取穴方法：

　　关元在下腹部，身体前正中线，脐中下3寸。

　　三阴交在小腿内侧，内脚踝凸出处上3寸，胫骨内侧缘后方。

第二章

五脏和谐，
容颜娇美

　　那么怎么样才能让一个女人的气血充足呢？我们带着这个问题来找找正确的答案吧。我们熟悉的中医学认为，血是从脾生化而来，藏于肝，主于心，内营脏腑，外养肌肤。

　　由此可以看出，气血与脏腑相互制约、相互依存，因此，中医所说的美容养颜之道非常注重五脏六腑的调补。心主血脉，其华在面。面部是血脉最丰富的部位，心脏功能的盛衰都可以从面部的色泽上表现出来。心气旺盛，心血充盈，则面部红润、有光泽。如果一个人心气不足，心血亏少，面部供血不足，皮肤当然不能得到良好的滋养，面色就会表现为苍白、晦暗、无光泽。

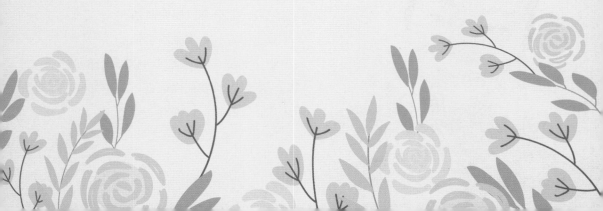

养好心、五脏安，
精神焕发容颜美

想要面色红润有光泽，就从"心"做起吧

日常生活中，有些女性其实很年轻，但脸色总较差，皮肤一点儿都不好。你知道吗？这跟"心"有关！

在中医里，有这样一句话："心主血脉，其华在面。"很明显，心的生理功能是让血液循环，通过它所联系的血脉，将气血运送至全身各个组织器官。脸又是血脉最为丰富的部位，因此心的气血旺不旺，可以从脸色的改变反映出来。

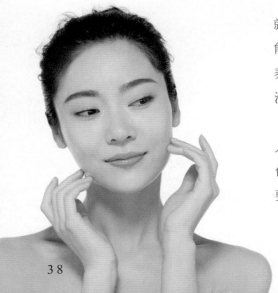

所以，当我们心功能正常时，面色就自然红润、有光泽；相反的，心的功能失常，面部供血不足，皮肤得不到滋养，脸色就会苍白没有颜色，或者蜡黄没有生机，甚至会出现青紫色。

脸色不好，看上去就会像病人一样，人工脂粉有时候也是难以掩盖晦暗的脸色的，所以，想要齿白唇红、笑靥如花，要从"心"做起！

养心不怕吃"苦"

在中医里五脏与五味是相对应的关系，其中"苦味与心脏对应"，因此，日常养心离不了苦味的食物。中医里面，苦味食物不一定都味苦，主要强调"降心火"的作用。所以像苦瓜、苦菊、莴笋、芹菜、丝瓜、马齿苋、莲子心等，在中医里面都属于苦味的，它们都能降心火。

中医里首推的苦味食物是莲子心，其性寒，味苦；入心经。具有清心热之功，用于温热病、高热、神昏谵语及心火亢盛、烦躁不安等。中医里一直将莲子心视为最好的化解心火的食物。莲子心虽寒，但其并不会损伤人体的阳气。

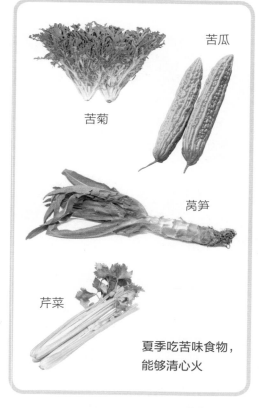

苦菊

苦瓜

莴笋

芹菜

夏季吃苦味食物，能够清心火

据记载，清朝的乾隆皇帝，每次到避暑山庄疗养时都要用荷叶露珠泡制莲子心茶，以养心益智，清心火、解热毒，调整元气。

下面为大家介绍一些关于莲子心的养心方，与乾隆皇帝的"莲子心茶"有着异曲同工之效。

这款茶的做法很简单：取莲子心5~6粒，放入杯中冲茶饮，每次饮到茶水剩半杯时，蓄满水杯再饮，温饮清火功效更好。

另外，煮粥时也可加入少量莲子心。如能在泡莲子心茶或煮粥时再加一些竹叶或生甘草，能增强莲子心的清火作用。对于患有温热病的高热、神昏谵语及心火亢盛、烦躁不安的患者，也可将莲子心与元参、麦冬等配合应用以清心火、滋心阴。

养心，除适量吃苦味食物外，还要多吃水分多的瓜果，如冬瓜、西瓜等。中医认为，五色中的红色对应心脏，所以吃些红色的食物也对心脏有益，如番茄、西瓜等。

夏季易伤心，养心有讲究

夏季处在天之阳气与地之阴气交会之时，自然界呈现出一派繁荣景象，人体心脏机能也处于旺盛时期。在《黄帝内经》中，黄帝问岐伯，五脏与其外在表现如何时，岐伯答道："心者，生之本，神之变也，其华在面，其充在血脉，为阳中之太阳，通于夏气。"意思是心脏是五脏六腑之大主，是生命的根本，养血主脉，与夏季相应，气合太阳。因此养心重在夏季。

而且，在夏天如果人的心火旺盛，就会有内热，出现舌尖红赤、舌头长疮或溃疡、失眠易怒等症状；如果因饮食生冷或贪凉而使心阳耗损，人就会没有精神，无精打采，并会出现怕冷、四肢冰凉、心痛等症状。

那么夏天我们到底该怎么养心呢？

第一，应少汗养心。夏季天气炎热，微微出汗能够调节体温，有助于津液代谢。如果经常过量运动，大汗淋漓，则易伤津耗血，不利于身体健康。中医有"汗为心之液""血汗同源"之说，出汗过多，可导致气血两伤、心失所养，而出现心慌、气短、失眠、神疲乏力、尿少等症状。

第二，坚持午睡。夏季昼长夜短，多数人会睡眠不足。中医认为午时（中午11时至下午1时）睡觉效果好，午时阳气最盛，阴气衰弱，阴阳交替，适于睡眠以养阴阳。

第三，保持心情愉快。夏天燥热，多数人会出现胸闷气短、脾气暴躁、易怒等现象。此时，养心须以静治躁，遇事应保持冷静，以乐观心态去面对。去燥火也可以听听音乐、跳跳舞，或者做些能让自己开心的事情。总之，使心气得以疏散排泄，从精神上使身心愉悦，以达到养心的目的。

小米是改善心肾不交失眠症的高手

中医认为，心肾不交为失眠的原因之一。心和肾正常的关系是，"水火相济""心肾相交"。用中医理论来解释就是，位于上焦的心阳之火，能下降于肾，能温暖肾水，使肾水不寒。同样，位于下焦的肾阴之水，能上济于心，制约心阳，使心阳不亢。

一旦这种关系被破坏，人就会出现失眠，以及其他"心肾不交"的症候，如心悸、健忘、多梦、遗精等。

治疗这种心肾不交引起的失眠，中医认为，小米功效不凡。

小米具有滋阴养血、清热解渴、健胃除湿、和胃安眠的作用，正好应对因心、肝、脾、肾的失调或阴血不足引起的失眠。现代营养学研究发现，小米中含有丰富的色氨酸，这种物质能促进大脑神经细胞分泌"五羟色胺"，从而使人产生困倦感。

失眠患者，每天临睡前，服用小米粥，坚持一月左右，失眠会得到明显改善。另外，经常出现头昏脑涨的人，每周吃 2~3 次小米粥、小米饭，症状也会得到明显缓解。此外，存储一年的陈小米也是治病的良药，经常食用陈小米煮的粥，可"益丹田，补虚损，开肠胃"。小米还富含维生素 B_1、维生素 B_2 等，具有预防消化不良及口角生疮的功能。

减肥不当伤身也伤心：
不要让自己有饿的感觉

生活中，经常有些女性采用节食的方法让自己通过挨饿来减肥。其实，这是非常有害身心的做法，因为人如果长期处于强迫自己饥饿的状态，会损害自己的心气。从中医学的角度来说，心属火，脾胃属土，它们是母子相生的关系，也就是说只要一个人的心气足了，心火点燃了，他的脾胃才会有食欲，他才想吃东西，如果一个人的心气是虚的，脾胃是弱的，甚至没有心气了，这个时候他宁愿把自己活活饿死，也不愿意吃东西。

而且节食减肥很容易减出抑郁症来，其实这跟心也有很大关系。中医认为，"心在志为喜"，是指心的生理功能和精神情志的"喜"有关。一般来说，心主神志的功能过亢，则使人嬉笑不止；心主神志的功能不及，则使人易悲。

所以有意识地刻意去抑制食欲，慢慢地心气就会不足，心火就会虚弱，进而即使你不控制食欲也不想吃东西了。然后呢？你终于瘦了，你达到目的了，然后发现你想吃也吃不进去了，你厌食了，你抑郁了，你开始找心理咨询师开导你，何必呢？

减肥可以，但是，不要伤害自己的心气，不要委屈自己的胃，不要有饿的感觉，该吃什么就吃什么吧！实在不行就换种减肥方法！

静心才能养颜：
女人要给灵魂一个放松的时间

中医认为"心主神明"，神明是什么？神明是指人的精神、意识、思维活动。心有调节神志的功能，这主要是因为心能营运血液，如果血脉充盈，神志就清晰，思考就敏捷、精神也旺盛，否则会出现心烦、失眠、健忘、神经错乱，甚至昏迷等不良症状。

尤其是女人，除了补心还要学会调节心情，这里教大家一个吐纳法，双脚与肩齐，气息自然，目视前方，双手放在丹田处，此时用鼻子长吸一口气，一定要吸得不能再吸；然后用嘴巴哈气，一定要把丹田的气全部吐出。哈出去的动作要细微到耳朵听不见声音为最好，这就是所谓的吸满吐尽，如此9遍，一定要按照要求做，而且每天都要做1次才有静心的效果。

去心火健身功法：八段锦之"摇头摆尾"

夏季天气炎热，暑热煎熬，人们就会脾气暴躁、易怒，大多数人还会口渴、口苦、喜饮冷饮、目赤、头晕、便秘，有的甚至出现咽喉灼痛、口舌生疮等"上火"现象。不过，只要我们在夏季使用对的方法，多了解一些自身的去心火的知识，就可以不让自己体内的"小宇宙"燃烧。

确定有无心火，只要看一下舌尖，如果舌尖被火灼烧得发红，甚至出现了裂纹，这说明你必须去心火了。

下面，给大家介绍一下去心火的神功"摇头摆尾"。

此功法，用中医的五行理论来说，主要是通过强壮腰肾之水，来克制心火。

下面我们来看一下这套功法的具体操作方法。

动作要领：双脚分开与肩同宽，屈膝，下蹲，上身直立。双手扣住大腿近膝盖处，拇指朝外，挺胸塌腰向前看，用头引领躯干，整个躯干做蛇形左右摆动。左右各重复 15～30 次。

（此功法源自：《健身气功·八段锦功法》中的摇头摆尾去心火）

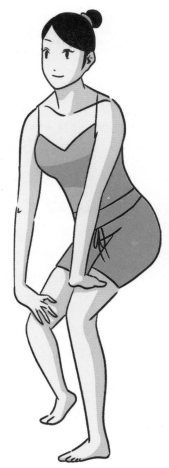

摇头，刺激人体六阳经的汇总点——大椎，以提升阳气；摆尾，刺激脊柱和命门穴，"腰为肾腑，命门贯脊属肾"，肾强壮，心火才能得以克制。在这一摇一摆、一升一降中达到平秘阴阳、调理脏腑的作用。

注意事项：此动作主要是通过头带动上肢的摇摆，动作中下肢尽量保持不动，尽量做到挺胸塌腰。

动作的功效：此动作能带动整个脏腑和躯干的运动，强壮腰肾，清除心火。对治疗由心火旺引起的心烦、心悸、失眠、口舌生疮、小便赤黄有良效。

多动手指可养心

　　在我们两手的指端分布着 6 条经络的起始点，分别为肺经、大肠经、心经、小肠经、心包经、三焦经。此外，十个指头的指腹上所在的穴位是"十宣"穴，"十宣"常用来清热开窍，也是急救穴，人处于昏迷、休克、中暑等状态时，中医常用三棱针点刺"十宣"放少许血，或艾炷灸 5～10 分钟，以开窍醒神。而"十指连心""心主神明"，刺激十宣穴，也势必能够振奋心神。

　　作为日常养生，我们没有必要针刺"十宣"。大家可以经常动动手指头，这样就能刺激到手上的众多经络穴位，也可间接振奋心神以达到养心的目的。尤其是办公一族，或经常抑郁的女性，常动动手指，让手指指腹在桌上"走"起来，就像弹钢琴一样。这样既可以舒缓烦闷的心情，赶走忧郁，还能消除疲劳，健脑愉心，随后好气色也将不期而至。

　　下面，我为大家介绍几套简单的、随时随地都能做的手指操。

挤压碾揉中指

　　中指上分布的经络是心包经。从指根到指尖分别有"三焦穴""心穴""急救穴"三个奇穴。用手指碾揉左右手任何一手的中指，从指根到指尖碾揉 2～3 分钟，都能起到提升心脏活力、提神、消除疲劳、减轻精神负担、改善视力的作用。

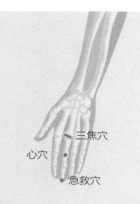

取穴方法：

　　三焦穴位于掌面中指第一指关节横纹处，桡侧为上焦，中为中焦，尺侧为下焦。

　　心穴位于掌面中指第二指关节横纹中点处。

　　急救穴位于掌面中指指尖中点处。

揉捏无名指、小指

心经、三焦经和小肠经的起点分别分布在无名指和小指上，另外，这两个指头上还有肝、肺、肾的反射点。经常按这两个手指各2~3分钟，就能达到养肝肾、润肺、安神、减轻疲劳、缓解精神压力、舒缓紧张情绪的作用。

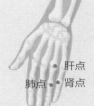

取穴方法：

掌肝点位于掌面无名指第一指关节横纹中点处。

掌肺点位于掌面无名指第二指关节横纹中点处。

掌肾点位于掌面小指第二关节横纹中点处。

按揉手心

手心上有清心安神的大穴——劳宫穴。经常操心、心火亢盛的女性，要常按揉手心，并有侧重地按揉一下手心的劳宫穴。

取穴方法：

在手掌心，第二、三掌骨之间偏于第三掌骨，握拳屈指时中指指尖处。

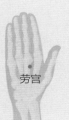

劳宫

十指互顶

两手十指合拢，左手指肚与右手指肚互相顶，顶住后，稍用力按压。此动作坚持做3~5分钟，有助于刺激十指穴位，促进经气流通，而达到养心安神，减轻疲劳，改善气色之功效。

另外，除了上面所提到的四种手指操，上挺手指、手指上伸以及握拳等可以活动手指的动作，都能起到养心保健的功效。希望每个人无论在上下班的路上，还是坐车、看电视的时候，都可以有意识地活动一下手指，养成良好的养生保健习惯。

女人肝血充盈，
明眸才能善睐

肝主藏血，养肝要在"肝胆相照"时

好女人是用血养出来的，没有了血，女人的美貌就是无米之炊。

《黄帝内经》说"肝主藏血"，是指肝脏具有贮藏血液、调节血量和防止出血的功能。在女人的身体里，肝脏就是血库，负责血液的贮藏、调节和分配，并且还参与血液的生成。肝所藏之血，是维持女人生命活动的基础物质，且女人月经、孕育、生产、哺乳无不以气血为用，更易耗损气血。所以对女人来说，养肝非常重要。

肝的面部反射区是左脸颊，如果你肝火旺，那么，左脸颊上就容易冒出痘痘；若是肝气郁结，表现在脸部会是脸色暗沉，色素沉淀，看上去就像白纸上撒了一层灰尘一样。

另外，"肝开窍于目"，指肝的精气通于目。肝血不足，就会出现两眼发干、发涩，看东西不清楚或夜盲症等问题，这些都说明肝血不足使营养无法上达于眼部了。

"肝主筋骨"，是指筋骨有赖于肝血的滋养。所以当肝血不足，濡养不了筋骨时，女人也易患筋骨病，如患有颈椎病则头和脖子转动不灵活；患腰椎病则走路死板僵直，缺乏少女般的婀娜；还容易有膝关节炎、腱鞘炎等。

《黄帝内经》认为，肝为"将军之官，谋虑出焉"。是指肝与思维也是密切相关的。肝气足，人思维敏捷，工作效率高；反之，肝气不足，反应迟钝，工作效率也会大大降低。

通过以上讲述，想必大家都明白了养肝对养颜的重要性。日常养肝尤其要注意以下两点。

养肝要选"肝胆相照"时

养肝最佳时辰是子时与丑时（即23：00—1：00与1：00—3：00）。子时胆经当令，丑时肝经当令，肝胆相照，所以，这两个时辰是养肝胆、美容的最佳时辰。

中医认为，睡觉时肝脏能得到血液的滋补，《黄帝内经》中说："故人卧则血归于肝，肝受血而能视，足受血而能步，掌受血而能握，指受血而能摄。"它的意思是指当人躺在床上休息的时候，血液会回到肝脏中，双目有了血液的滋养才能有良好的视力，双足有了血液的滋养才能走路，手掌有了血液的滋养才能握物，手指有了血液的滋养才能抓住东西。人之所以能视、能步、能握、能摄，这一切都是源于肝脏藏血并向机体输布血液的缘故。因此想让肝脏良好地受血，就要"卧"，就是躺下来睡觉。所以，我们在子时必须入睡，保证在丑时进入深度睡眠，有利于肝胆的代谢，以养肝胆、排毒。"女人的美丽要靠充足的睡眠保证"说的就是这个道理。如果女性子时和丑时熬夜的话，血液就不能及时回流于肝脏，不能"推陈出新"，肝的功能就会失常。肝血不足，就会出现皮肤粗糙、疲劳乏力、口苦咽干、急躁易怒等症状。所以，养肝、护肝的最好方法就是23时前就寝，让自己每天都睡足。

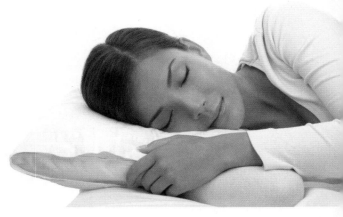

通便，爱肝的具体行动

西医认为，长期便秘会使肠内积聚的有害物质（氨、硫化氢、吲哚等）随血液运送到肝脏，加重肝脏负担。有害物质还会通过血管到达脑部引发肝性脑病，使患者出现头晕、嗜睡、胃肠不适等症状；还会诱发心绞痛、脑出血、痔疮、癌症等疾病，并造成性生活障碍。所以要保护肝脏一定要消除便秘的消极影响。养肝防便秘，平时可多吃富含维生素和膳食纤维的蔬菜和水果，如柑、橘、橙、苹果等。还有一个直接的好方法，每天晚上入睡前按摩腹部。具体方法是：用手掌从上腹向下腹推揉 10 次，从左右肋缘分别向左右下腹按摩 10 次，都会使排便更顺畅。

以味补肝，首选食醋

估计男人们大多有很深刻的体会：自己的老婆经常会莫名其妙地发脾气，而且脾气特别大，直叫男人们手足无措，怎么会天天都是经前综合征，不会是更年期提前了吧，女人怎么这么善变呢？连女人自己都暗自嘀咕："我这是怎么了？"老感觉血往上蹿，脸红脖子粗，吃不下去饭、胸闷、腹痛的。其实，这是典型的肝火过大的表现。

"肝主情志，在志为怒"，肝的刚强之性，主要体现在肝气上，如果肝气生发太过，人则急躁易怒，肝的阴血不足，也会导致肝的阳气升泄太过，稍有刺激，人就容易大怒。加上"肝主疏泄"，生气会造成肝疏泄失常，肝气就像一匹脱缰的野马，要么往胆经上走，要么往脾经上转，肝气的瘀滞转到了脾胃上，脾胃无法正常地消化食物，自然吃不下饭。

怒气人人皆有，一定限度内的情绪发泄对维持机体的生理平衡有重要的意义，但大怒或郁怒不解，对机体是一种不良的刺激，既可引起肝气郁结，气机不畅，精血津液运行输布障碍，痰饮瘀血内生，表现为情志抑郁，胸胁或少腹部胀满窜痛，咽部异物感，或颈部瘿瘤，或胁下肿块，乳房胀痛；又可致肝气上逆，血随气逆，发为头涨头痛、面红目赤、出血或中风昏厥；若肝气横逆，还可侵犯脾胃而导致恶心、胃痛、食欲缺乏、腹胀、腹泻等。

并且我们还要明白，"肝主怒，怒伤肝"，肝与情志激动过度有一定关系，喜欢发怒，是因为肝上火了，所以就会怒，而怒又会伤害肝脏让你情绪更加不好，如此恶性循环，会让你一直处于肝系统的亚健康临界状态。

既然找出根源来了，我们该怎么应对呢？中医有一句话，"以味补肝，首选食醋"。因为醋味道是酸的，它入肝经，在中医上有平复肝火、通散瘀塞、解毒、抑制细菌生长的作用。而且多吃醋还能滋润皮肤，延缓皮肤的衰老，对女人来说真是一举多得。

还要提醒女性朋友，生气一定要发泄出来。把"气"窝在心里、生闷气，会比发脾气更伤肝。肝经是走两胁的，女人经常生闷气，憋着不发，久而久之，还会患上乳腺增生等。

女孩子常用的一种发泄方法是"哭"。在中医里，肝属木，在志为怒，肺属金，在志为悲，根据中医五行生克关系，肺金克肝木，故悲克怒。所以生气的时候，哭也是一种不错的发泄方法，但哭也要有度，太过了会给肺带来损伤。

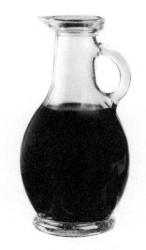

以味补肝，首选食醋

太冲，上天赐予女人的自然解毒穴

有的人肝火先天不旺，气血不足，生起气来，很容易被压抑住，无力宣发就会影响气血运行，导致气滞血瘀。外发则表现为面部色斑、痘痘等，严重者还会形成肿瘤，这都与气血瘀滞有关。

除了哭外，还有一个很好的排除负面情绪的方法，那就是按太冲穴，它是消气大穴，特别适合经常生闷气的女性。每次生气或心里不痛快，气发泄不出去时，就按太冲，既不伤身体，又能很快感到神清气爽、气消无踪。此外，脸上爱长斑、平时老爱发火、自控能力差的女性，也应该多按太冲穴。

女性必知的抻筋养肝大法

女人到了每个月的"那几天"脾气总会特别大，郁闷、易怒，看谁都不舒服。

为什么女性每月都会这样呢？中医认为，这是肝出了问题，肝的阴血不足，导致了肝的阳气升泄太过，稍有刺激，女性就会大怒。

建议女性在经期要主动调肝血，学会排遣不良情绪。

首先，要注意多吃新鲜蔬菜和水果。在五色与五脏的对应关系中，绿色与肝对应，肝喜绿色。所以养肝也要多食新鲜的蔬菜及水果，以通达肝气，疏肝、解郁、缓解情绪。

其次，要多做"伸展运动"。由于肝喜条达（有舒展、条畅、通达之意），所以在选择运动时最好选"伸展运动"。

下面，我给女性朋友推荐一套经期实用的抻筋养肝法。

具体步骤：

1

伸懒腰

站姿。两臂随意上举，举过头顶，双臂用力向前后、左右摇摆，整套动作历时1分钟。

2

按掌转腰

站姿。双手掌心相对、重叠，向两腿下按，两臂伸直，同时以手臂带动身体缓缓向左右转动。反复做3~5次。

3

伸臂翻掌

站姿。两手相握，屈肘置于胸前，用力向左右方向拉，做3~5次；随后向外翻5~6次。做这套动作的过程中，用力时吸气；放松时呼气，争取做到呼吸均匀。

动作分析：这套动作整体的运动量并不大，但短短的10分钟，就可以起到行气血、益肝脏、通经络的功效。通过对此套动作的练习，女性的各种不良情绪都可以顺利地随着经血一起疏泄出去。

以上提到的养肝方法，不仅适用于经期女性，任何时期的女性都可以用上述方法来养肝。

四大奇穴平肝潜阳，调理偏头痛

女性月经来潮、饮酒、饥饿等都有可能会诱发偏头痛。多数女性在发生偏头痛前会出现疲劳、打哈欠、食欲缺乏、全身不适等前兆症状。

偏头痛出现在头部的左侧则与肝有关，出现在右侧则与肺有关。中医里有"肝火犯肺"之说，所以，有的时候右边的偏头痛也可能是左边的肝火过旺引起的。

一般来说，女性易发生左侧偏头痛。因为"肝藏血"，所以女性是最容易耗损气血的群体，肝血不足，则肝阳上亢，上扰清窍，多表现为头痛。性子急、脾气暴躁的女性，更易伤肝血，导致肝阳上亢，多发左侧偏头痛。

在中医里，引发偏头痛的原因有多种，如风寒外袭、风热犯上、肝阳上亢、气血亏虚、痰浊痹阻、瘀血阻络等。但现今的女性偏头痛患者多为肝阳上亢引起，所以治疗主要以疏肝理气、平肝潜阳为主。

偏头痛的发作，一般都是急性的。若家里或者身边有药，可以服药止痛；若身边无药，或服药后一段时间内未见疗效，不妨用下面简单的按摩方法来缓解或减轻疼痛。先找到神庭、百会、太阳、太冲四穴。

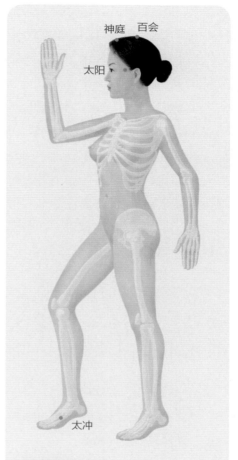

神庭　百会
太阳
太冲

取穴方法：

百会在头部，前发际正中直上5寸。

神庭在头部，前发际正中直上0.5寸。

太阳在眉梢和目外眦之间，向后约1横指的凹陷处。

太冲在足背侧，第一、二跖骨间，跖骨底结合部前方凹陷处。

找到了四穴的具体位置，我们就了解一下四个穴位的具体功效。

神庭、百会穴，都是人体督脉上的要穴，督脉总统一身阳气，且两穴均位于头部，按压此两穴，可疏通头部经络气血，并可疏调阳气。

太阳穴属于经外奇穴，按摩此穴可以起到清热开窍、止痛醒脑的功效。

太冲穴是肝经的原穴，但凡肝脏出现问题，都可按摩太冲穴来解除病痛以疏肝理气，平肝潜阳。

具体操作方法：偏头痛发作时，先用双手食指按百会穴 3 分钟；然后，再用双手中指推神庭穴，从发根部过神庭穴，入发际 1 寸，用双手中指交替进行，用力推 10 次；接着，用双手拇指分别按揉两侧太阳穴 3 分钟；最后，再用大拇指用力从上向下推脚上的太冲穴，两侧都要推到。向下推是泻，向上推是补，由于我们以泄肝火为目的，所以应向下推。

以上几个穴位配合使用，是通经活络、平肝潜阳、缓解因肝阳上亢引起的偏头痛的最好方法。

紫草绿豆汤 + 按摩太冲穴：
改善肝气上逆流鼻血的最佳搭档

有一对夫妻，每次吵架时，妻子就会流鼻血。表面看来这是生气上火引起的，其实这是肝出了问题，生气吵架，肝失疏泄，肝气上逆，肝火上炎，血随气逆，从鼻出而发为鼻血。

中医在调理此症时，重点以清肝泻火为主。最好的方法是用紫草绿豆汤和按摩太冲穴。

紫草绿豆汤是一种清凉爽口的清肝火的饮品，其中的紫草，性寒，味甘、咸，归心、肝经，是一味非常不错的清热凉血药；而绿豆，更是无人不知的清热解毒之品。两味材料合用，清肝明目、疏风散热的功效非常不错。特别适合平时肝火大、经常头晕眼痛的患者食用。另外，要注意的是，此款药膳药性寒凉，脾胃虚弱、腹痛、腹泻者不宜服用。

做法很简单：取紫草 15 克、绿豆 30 克、白糖 1 匙。先用水煎紫草，煎 15～20 分钟，取出紫草留汁，用紫草汁煎绿豆，用大火煮沸，再改用小火煮至绿豆烂时停火，滤出紫草绿豆汁留下绿豆；滤出的紫草绿豆汁加白糖，分两次饮服。

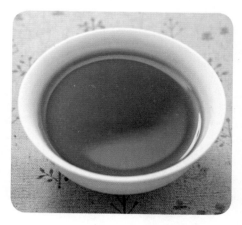

除饮这款"紫草绿豆汤"外，再配合按太冲穴（穴位位置见 32 页），太冲穴是肝经要穴，对泄肝火有神奇的功效，这样，肝火就可以很自然地平复下去了。

当然，这里说的方法只适用于肝火上炎引起的流鼻血，如果无故流鼻血，并且流血次数频繁的话，就一定要及时去医院寻求专业人士的帮助，切不可粗心大意。

肝气郁滞、两胁胀痛，勤练"嘘"字功

精神抑郁，工作压力大，或突然受到某种强烈的刺激等，都会导致肝气郁滞。

两胁胀痛，只是肝气郁滞的症状之一。小腹胀闷窜痛、胸闷喜叹气、情志抑郁易怒、乳房胀痛、痛经、月经不调甚至闭经等，都是肝气郁滞的典型症状。

为什么肝气郁滞会引起两胁胀痛，如何来缓解两胁胀痛呢？

因为肝经走胁肋部，生气、发火以及情绪压抑，都会导致肝气郁滞，不通则痛，所以，两胁就会出现胀痛。

六字诀中的"嘘"字对应的就是肝，是护肝的重要方法之一。肝功能不好、情绪经常感觉压抑的女性，最好常练中医的"嘘"字功。特别是春天，养肝的最佳时节，此时养肝护肝、疏通肝气、调节情绪的效果非常明显。

下面我就简单地给大家介绍一下"嘘"字功的具体操作：

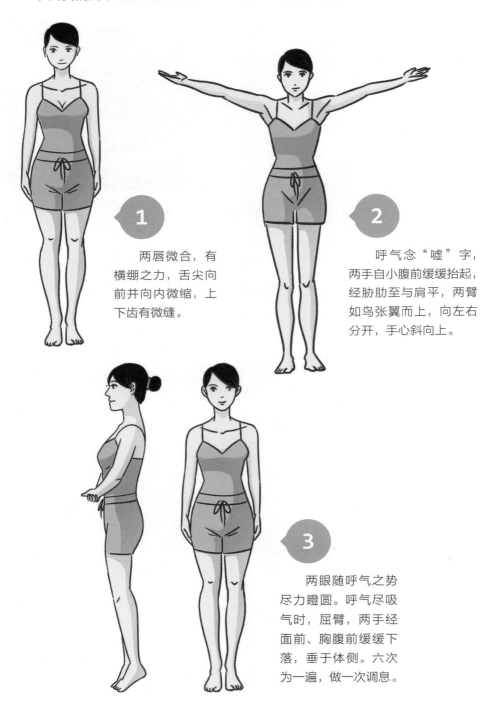

1

两唇微合，有横绷之力，舌尖向前并向内微缩，上下齿有微缝。

2

呼气念"嘘"字，两手自小腹前缓缓抬起，经胁肋至与肩平，两臂如鸟张翼而上，向左右分开，手心斜向上。

3

两眼随呼气之势尽力瞪圆。呼气尽吸气时，屈臂，两手经面前、胸腹前缓缓下落，垂于体侧。六次为一遍，做一次调息。

专家建议："嘘"字功宜每天早晚各练一次，最好天天坚持。练"嘘"字功，不仅可以治好两胁胀痛，还能养肝明目，治疗脂肪肝、肝硬化、食欲缺乏、消化不良、两眼干涩、头晕目眩等症。

胃炎久治不愈，都是肝惹的祸

胃炎是一种非常难缠的胃病，胃炎发作时，表现为胃痛、胃胀、食欲减退，有的人患上胃炎后，会变得消瘦；有的人患病以后，看过无数次医生，吃的止痛药多得就连自己都记不清，但最后病情依然反反复复。

在中医看来，胃炎发作时的症状，可能只是一种外在表现，胃只是个替罪羊，真正的病根可能在于"肝"。

为什么胃炎会是肝惹的祸呢？

我们都知道，在中医五行生克关系里，木克土，肝属木，脾属土，肝木克脾土。脾与胃是表里关系，所以只要肝出问题，脾和胃就会受到影响。只要是脾胃病，都可以从肝上找根源。肝主情志，故有些人生气时会胃痛，长期抑郁的人会胃痛反复发作，食欲缺乏，胃炎也可由肝旺克脾而致。

下面教大家一个疏肝和胃的好方法。

1.取坐位或仰卧位，双手食指分别按揉腹部天枢穴，力度由轻到重施力，以产生酸胀感为度，约3分钟，再用手以中脘穴为中心按摩上腹部3分钟。

2.患者取俯卧位，施术者用双手掌从患者肩部，沿背部脊柱两侧，由上向下直推至腰骶部，反复4~6遍，再用拇指点按双侧肝俞、胃俞、脾俞穴各3分钟，以产生酸胀感为度。

3.取坐位，自行用拇指按揉下肢足三里穴及足部太冲穴各3分钟，以产生酸胀感为度。

按揉天枢、中脘可促进肠胃蠕动，健胃消食；按揉脾俞、胃俞、足三里可健脾胃、助运化、生气血；按揉肝俞、太冲可疏肝理气。诸穴合用有疏肝和胃之功效。

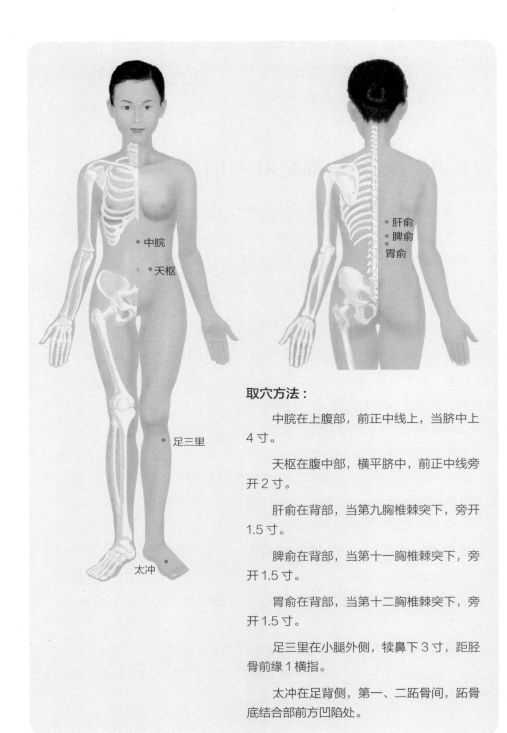

取穴方法：

中脘在上腹部，前正中线上，当脐中上4寸。

天枢在腹中部，横平脐中，前正中线旁开2寸。

肝俞在背部，当第九胸椎棘突下，旁开1.5寸。

脾俞在背部，当第十一胸椎棘突下，旁开1.5寸。

胃俞在背部，当第十二胸椎棘突下，旁开1.5寸。

足三里在小腿外侧，犊鼻下3寸，距胫骨前缘1横指。

太冲在足背侧，第一、二跖骨间，跖骨底结合部前方凹陷处。

肝火大、口苦，吃什么

《黄帝内经》中有"肝气热，则胆泄口苦筋膜干"之说。也就是说，肝胆经内有郁热，或肝热移于胆，胆热上蒸，胆气上溢而发为口苦。也可以说，肝热（肝火大）可引起口苦。

肝火大，除引起口苦外，还会表现为其他症状，如口干舌燥、口臭、头痛、头晕、眼干、睡眠不佳、身体闷热、舌苔增厚等。

中医建议，治疗肝火旺引起的口苦要以疏肝理气、清除内热为主。常喝白菊花茶对降肝火很有效。

下面再为大家介绍一款降肝火茶——"枸杞菊花茶"。

做法很简单：取白菊花、枸杞子各适量。先将枸杞子煮30分钟，然后加入白菊花，再煮3分钟，代茶饮。

此款茶中，白菊花性微寒，味甘、苦；归肺、肝经，具有清肝火的功效。肝火大，与肾水不济肝木有关，所以养肝一定要养肾。这里选用的枸杞子，其性平，味甘，具有补肝益肾之功效。所以，枸杞菊花茶是清肝火、养肝益肾的首选佳品。

建议有口苦症状者，可试饮此茶。并且，此茶特别适合从事脑力劳动的女性常服，长期服用对治疗头昏脑涨、眼酸痛、近视眼都有良效。

妙用肝经要穴：
从小动作中延续你的"第二种美丽"

肝经属肝络胆，肝经上的每一个穴位，对治妇科病都有很好的疗效。

肝经沿着我们的大脚趾往上，一直到胃附近的期门穴，总共经14个穴位，个个都有妙用，下面我们就来看一下，哪些穴位是女性防治妇科病的大穴。

曲泉：女性白带清稀，月经不调，阴道瘙痒，膝盖酸痛，每天按揉、敲打或艾灸曲泉20分钟，一个星期即可见到效果。

中封：女性面色发青，腰痛脚冷，性欲淡漠，只需每天轻轻按揉或艾灸中封穴 10 ~ 20 分钟，坚持一个星期，就能收到惊喜的疗效。

太冲：太冲穴是肝经的原穴，用来调控肝经总体气血。患有乳房胀痛、乳腺增生、胸闷腹胀、头晕头痛、口腔溃疡、月经不调、崩漏的女性朋友，每天按揉或敲打太冲穴 20 分钟，坚持一个星期，症状即可改善。

行间：患有经期腹痛，或者闭经、卵巢囊肿的女性，只要每天按揉行间穴 20 分钟，坚持按 1 个月，很快症状就会得到明显的改善。按摩时，可稍用力。

大敦：它是肝经上的第一个穴位，也是肝经井穴，井穴就说明是经气汇聚的地方。只要每天按揉肝经的大敦穴 10 ~ 20 分钟，坚持按 3 ~ 5 天后，对月经量多、子宫下垂、大小便排出不痛快的女性，都能起到缓解症状的作用。

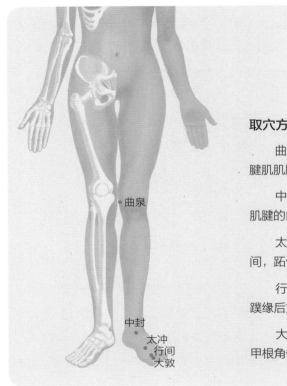

曲泉

中封
太冲
行间
大敦

取穴方法：

曲泉在膝部。腘横纹内侧端，半腱肌肌腱内缘凹陷中。

中封在踝区，内踝前，胫骨前肌肌腱的内侧缘凹陷中。

太冲在足背侧，第一、二跖骨间，跖骨底结合部前方凹陷处。

行间在足背，第一、二趾间，趾蹼缘后方赤白肉际处。

大敦在足趾，大趾末节外侧，趾甲根角侧后方 0.1 寸。

健脾，强壮后天之本

脾胃虚弱的表现

现在的人普遍脾胃都不好，只是有的人症状不明显。想简单了解一下自己的脾胃功能，不一定非去医院检查，日常一些不被注意的小毛病，都在提示你的脾胃出问题了。

下面，我们就来看一下，脾胃不好，究竟会传达给我们什么样的信息。

1. 闷闷不乐、莫名其妙地不高兴、心烦。

2. 东想西想、胆小多疑。

3. 胃难受，早起嘴里有异味。

4. 吃多了不胖，吃少了不瘦。

5. 易疲劳，皮肤不好，特别是鼻子周围。

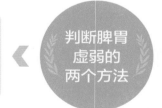

看舌头
舌色发淡，舌头两边有锯齿，也是脾胃虚弱的表现

判断脾胃虚弱的两个方法

看眼皮
以前眼睛能睁得很大，有神、明亮，现在眼皮耷拉下来了，看上去没有精神，就说明脾胃虚弱

出现以上症状，都说明脾胃功能出了问题，应及早去医院，在医生的帮助下调理脾胃。脾胃为后天之本，脾胃功能不好，其他脏腑的功能也会受影响。所以，希望大家一定要重视脾胃的调养。

脾好，美唇不用润唇膏

《黄帝内经》记载："脾之合肉也，其荣唇也……。"意思是说，脾是气血生化的源头，如果脾这个源头出问题了，不生化气血，肌肉得不到濡养，反映在口唇就表现为口唇色泽发白，嘴唇发干，甚至干裂、起皮等，出现上述口唇问题，说明我们需要健脾了。

脾胃功能好，不用润唇膏，嘴唇也一样红润有光泽。

另外，中医认为，"脾开窍于口"。脾不好，除口唇色泽以及唇部的表面现象外，还会表现为，吃东西无味、口淡、厌食、流口水、消瘦、肥胖等。这些都是脾胃虚弱、气血不足所致。

最好的健脾方法是食疗。中医认为，脾属土，与五色中的黄色相对应，所以健脾可以吃地里长出来的黄色食物。

这里为大家介绍健脾首选佳品——黄豆。

在豆类食品中，黄豆含有丰富的植物蛋白。从营养学上来说，蛋白质是人体必需的营养物质，其中以植物蛋白最好。因此，中医一直主张人们多吃黄豆及其制品，如黄豆芽、豆腐、豆浆等。

到了夏季，女性喜食冷饮，易伤脾胃，故经常会出现脾胃虚弱的症状，如食欲差、饭后腹胀、四肢乏力、大便稀溏等。这时，就需要健脾了，可多吃黄豆制品，以避免脾胃受暑湿之困。

黄豆制品的吃法很多，比如早起喝杯豆浆，中午拌个豆腐、吃点稀饭，也可以炒黄豆吃等，都有健脾益气的功效。

小米山药粥，专为你的脾而生

健脾，该怎么个健法呢？吃。对，咱们首选吃！我们要明白，食疗比药疗要自然保健，你没听说过"是药三分毒"吗？那我们吃些什么才能健脾呢？黄色、微甘甜的食物！

脾属土，按中医五色五味说法属黄色，入甘味，所以健脾需要黄色、微甘甜的食物滋养，比如：玉米、红薯、南瓜、木瓜、小米、橘子、哈密瓜、黄豆等。

中医认为米能养脾，因此北方很多女性坐月子的时候都用小米加红糖来调养身体。这里为大家介绍一款做法简单的粥——小米山药粥，就是把洗干净的小米和削完皮切块的山药放在锅里，慢慢地熬，熬出一锅上面浮着黏稠"米油"的香粥来，就可以了。中医认为，米油的滋补力最强，有"米油可代参汤"的说法。而且山药也具有健脾、补肺、固肾、益精等多种功效。这样的绝妙组合，绝对可以让您吃出美味、吃出健康来。

小米和山药都"味甘性平"，什么体质的人都很适合，所以可以放心食用。但是小米的营养价值并不比大米更好，所以体弱的女性不要完全以小米为主食，要避免缺乏其他营养！

不花钱的健脾胃方法

中医认为，"脾胃为后天之本，气血生化之源"，意思是人出生后，所有的生命活动都有赖于脾胃摄入的营养物质。所以，只有脾胃功能正常，吃进去的东西才能被身体充分地消化、吸收与利用。如果脾胃功能差，气血无生化之源，首先，肌肤和毛发会因缺乏足够的气血濡养而失去光泽；其次，脾胃功能不好，也会出现饭后胃胀、消化不好、食欲缺乏、泛酸、呃逆等多种脾胃问题。下面为大家介绍一些能疏通胃经，具有健胃消食功效的妙方。

搓脸

搓脸就是用双手在脸上揉搓，又叫"干洗脸"。搓脸最佳时间是辰时（7：00—9：00），此时气血流注胃经，而胃经又循行于面部，搓脸可促进胃经气血流通。脸部还是经脉汇集之地，分布着多条经络，辰时搓脸能起到"牵一发而动全身"的作用。我们在辰时洗脸、润肤后，多在脸上搓一搓、揉一揉，既能滋润皮肤又能健脾胃。

抓乳

胃经从面部下行，贯通乳房，从膺窗穴开始，经乳中，过乳根。因此抓乳可疏通胃经气血，抓乳白天操作不太方便，女性朋友可以在晚上临睡前，脱下文胸，用手轻轻抓一抓两侧乳房，再用手轻揉每侧乳房各5分钟。这样在刺激胃经之时，还能预防乳腺疾病，丰胸效果也不错。

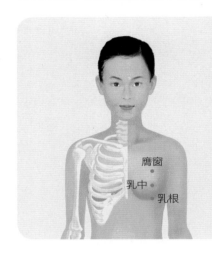

取穴方法：

膺窗在胸部，第三肋间隙，前正中线旁开4寸。

乳中在胸部，乳头中央。

乳根在胸部，第五肋间隙，前正中线旁开4寸。

推肚子

胃经循行，经胸部走向腹部。餐饮后感觉腹胀、消化不好的人，可以站起身，双手自上而下，轻轻推肚子。脾、胃、肾经及任脉循行均经过腹部，每天推肚子，不仅能通胃经及脾肾各经气血，还能通任脉，起到预防妇科病的功效。

听音乐

听音乐不仅是欣赏艺术，更是饭后健脾、助消化的好方法。古籍《寿世保元》中说："脾好音乐，闻声即动而磨食。"而道家也有"脾脏闻乐则磨"的说法。这两句话都告诉我们一个道理——音乐能够健脾、助消化。性格外向者，适宜听欢快的乐曲，如《小天鹅舞曲》；性格内向者，适宜听舒缓的乐曲，如节奏偏慢的钢琴曲等。

常食"薏米绿豆大米粥"，酒糟鼻不上门

我们经常会看到有的人鼻头红红，甚至长出大的脓疱，这就是我们常说的酒糟鼻。东南西北中五个方位，中央属土，因此在中医面诊中，鼻头位于面部中央属脾。脾主统血，鼻为血脉多聚之处，鼻的健旺，有赖脾气的滋养。当脾有病变时，常影响鼻窍，"脾热病者，鼻先赤"，意思是说鼻头发红为脾胃有热的表现。

为了美观，我们可内调脾胃以防治酒糟鼻，这里就推荐给大家一款可健脾、利湿、清热的薏米绿豆大米养生粥。

方法很简单，取薏米 50 克，绿豆、大米各 20 克煮粥吃。

中医里，常用薏米，健脾利湿。薏米，性凉，味甘、淡，具有利水消肿、健脾去湿、舒筋除痹、清热排脓等功效。绿豆可清热、利湿、解毒。大米，也是五谷中的健脾高手。

女性朋友经常食"薏米绿豆大米粥"，可防治红鼻头，皮肤也会变得光滑细腻，此法对粉刺、色斑也有神奇的功效。

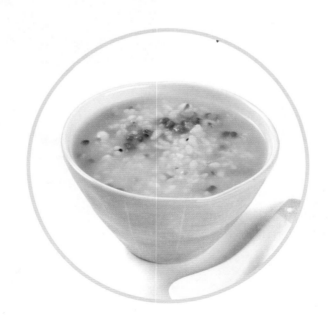

肥胖的女性多脾虚

"形体丰者多湿多痰"，脾主"水湿"，如果人脾虚，身体就会出现水湿痰浊内停的问题，从而导致体内脂肪增多，人也容易肥胖。故可健脾助运化，加速体内代谢以解决肥胖问题。健脾的食物主要有薏米、茯苓、白扁豆、莲子、山药等。另外我们也可以通过按摩经络穴位来达到健脾、利湿、化痰而瘦身的效果。

下面给大家介绍一种按摩的方法。此法，在医院常用来给肥胖患者减肥，无毒副作用，让你瘦得轻松、瘦着安心。

准备：橄榄油1瓶。

具体操作：

第一步：每天晚上临睡觉前，先用热水泡脚20分钟；然后，找到脾经，把橄榄油倒在手掌一些，从小腿内侧开始，沿着脾经的循行路线，向上按摩，左右两边各按摩3~5遍，小腿部分要稍微用劲，有发红发热的感觉为宜。按摩脾经可疏通脾经气血，以健脾胃，助脾胃运化水湿。

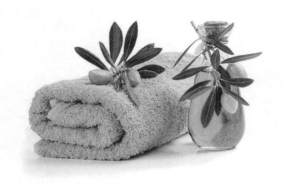

第二步：重点刺激肾经的太溪、照海，脾经的三阴交，胃经的足三里，任脉的气海、关元，每个穴位刺激1分钟。用力以稍感酸痛为宜。太溪、照海补益肾气，气海、关元补益一身之气，三阴交、足三里健脾胃，助运化。

第三步：俯卧，可请家人点按背后膀胱经上的脾俞、肾俞、三焦俞，每个穴位各按1分钟。以有酸胀感为度，诸穴合用具有健脾胃、理三焦之功效。如果能借助按摩棒，功效会更好。

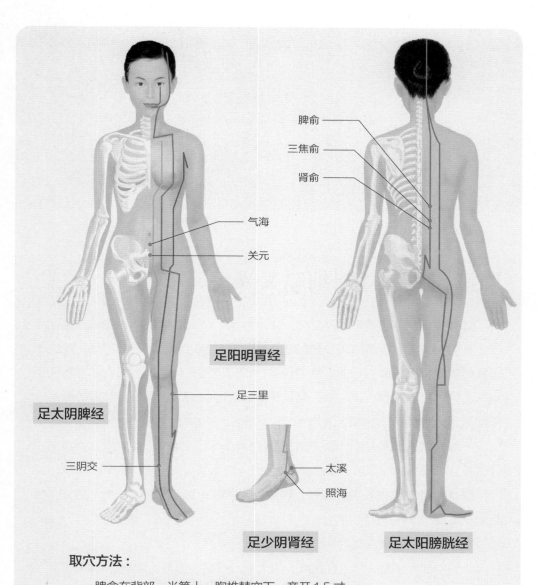

脾俞

三焦俞

肾俞

气海

关元

足阳明胃经

足三里

足太阴脾经

三阴交

太溪

照海

足少阴肾经

足太阳膀胱经

取穴方法：

脾俞在背部，当第十一胸椎棘突下，旁开1.5寸。

三焦俞在背部，第一腰椎棘突下，旁开1.5寸。

肾俞在背部，第二腰椎棘突下，旁开1.5寸。

气海在下腹部，身体前正中线，脐中下1.5寸。

关元在下腹部，身体前正中线，脐中下3寸。

足三里在小腿外侧，犊鼻下3寸，距胫骨前缘1横指。

三阴交在小腿内侧，内脚踝凸出处上3寸，胫骨内侧缘后方。

太溪在足内侧，内脚踝后方，内踝尖与跟腱之间的凹陷处。

照海在足内侧，内踝尖下1寸，内踝下缘边际凹陷中。

好肺是最好的护肤霜

肺好，皮肤才能细腻又光滑

《黄帝内经》曰："肺之合皮也，其荣毛也……"意思是肺与皮毛在生理病理上密切相关。女性最注重皮肤保湿，化妆品中不乏补水保湿的产品。皮肤干燥有可能是燥邪犯肺引起的。燥邪犯肺，使肺津耗损，人体的清窍、皮肤失于滋润，则可见口、唇、鼻、咽、皮肤干燥。此时我们从内调理，加上护肤品外部保湿，滋阴润肺，内调外养加倍起到补水润肤的作用。

下面，我给大家介绍一款专治皮肤干燥的良方——枇杷膏。此方是古时王公贵胄、嫔妃宫女最常用的润肤养颜方。

取材：枇杷叶50～60片（干鲜均可），梨2个，红枣250克，莲子120克（干品浸泡24小时后再用），蜂蜜适量。

做法：

1.锅中加水适量，放入枇杷叶，用大火煮开后，去渣，取清汁备用。

2.将梨去皮、切碎，与红枣、莲子、蜂蜜一起放入锅内，倒入枇杷叶汁，以没过食材为宜。

3.盖上锅盖，先用小火煮20分钟，搅拌一次，继续煮，煮至成膏后，用陶瓷罐收藏即可。

用法：每天早、晚各吃1汤勺。

枇杷叶和梨可清肺润肺，生津止渴；红枣补气养血，健脾益胃；莲子养心安神，滋补元气。四味材料合用有生津润肺、养血补气之效。另外，肺与五色中的白色相对应，燕窝、百合、梨、银耳等都是女性养肺润肺、养颜润肤的佳品。

百合，《本草纲目》中补水润肺的良药

肺在五行中属金，对应呼吸系统，与白色相属，与辣相投，所以需要白色、有点辛辣的食物来营养，比如：燕麦、薏米、豆浆、白扁豆、银耳、白萝卜、山药……

"百合润肺调中"，也就是说百合可润肺止咳、宁心安神、补中益气。如果你现在也肌肤干燥，面容憔悴而苍白，那就需要补肺气、养肺阴了，如果有闲暇，不妨静下心来煲一锅百合粥。去市场上买来晶莹的百合、粳米和圆润的绿豆，洗手做羹，把它们淘洗干净，放入锅内，慢慢注入水，用小火煨煮。等到百合、粳米、绿豆烂熟的时候，加入适量的糖，就可以食用了。

秋日落日的余晖斜斜地洒在小屋里，半小时后，一锅色香味俱全的百合粥新鲜出炉了。白色为底，中有绿珠点缀的百合粥盛在晶莹透亮的碗里，当然也可以尝试百合汤、百合煎、百合蒸、百合炒，变着花样做百合美食，养肺美容。

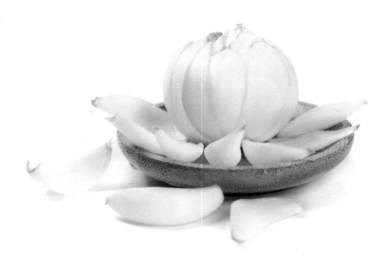

清肺热，金银花茶让你的痘痘通通都不见

有些女性不仅面部干燥而且脸上开始隐隐约约出现痘痘，你一定纳闷了，我平时脸上油的时候才出现这些东西，现在脸上干成这样，怎么也会有这种东西？古人曾说："汗出见湿，乃生痤痱。""粉刺属肺，皆由血热郁不散所致。"可见肺热可以引起脸上的痤疮，即我们常说的痘痘。

这是因为肺"通调水道"，这里的水道指人体水液排泄的途径，例如呼吸、汗液的蒸发等。通调水道，也就是说肺掌握着调节和疏通体内水液的输送、运动和排泄的功能。水液的排泄，主要途径是排尿，其次为皮肤毛孔的出汗和蒸发以及呼出气体的散发等。排尿、出汗、呼出浊气都是在排毒，如果女人的肺"通调水道"功能失调，那么就会使毒素沉积，脸上当然会长痘痘啦！

所以，痘痘的早期治疗应以清肺热为主，我们可多吃清肺的食物，不要吃辛辣、刺激、油腻，以及热性食物，如羊肉。我跟大家说一个超级简单也超级好喝的金银花茶。

金银花是一味很好的中药，它性寒味甘，具有清热解毒、凉血化瘀之功效，它归肺、胃和心经，所以能养心润肺。金银花还具有"久服轻身，延年益寿"的功效，神奇吧！它的美容功效有：能调节我们的内分泌，去除我们脸上的黄气及色斑，让我们容颜润泽。经常喝些金银花水还有清肝明目、清热解毒、治疗面部痤疮的功效。所以，金银花茶是治疗肺热引起的面部痤疮最好的饮品。把干燥的金银花放进杯子里，用滚烫的开水冲泡，盖上盖子闷大概10分钟即可，可以酌量地加一些冰糖或者蜂蜜饮用。

另外，我们还可以通过刮痧的方法来起到清肺热的效果。

刮痧的方法很简单：

准备：刮痧板1个，橄榄油1瓶。

取穴：大椎、肺俞穴。

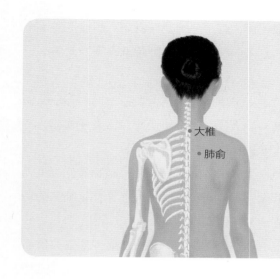

取穴方法：

　　大椎在颈部，位于后正中线上第七颈椎棘突下凹陷处。

　　肺俞在上背部，第三胸椎棘突下，后正中线旁开1.5寸。

具体操作：

1. 用刮痧板蘸橄榄油，先刮大椎，反复刮5分钟左右，刮至大椎穴周围出现紫红色，呈充血状态时停止。

2. 用同样的方法再刮肺俞穴，5分钟左右即可。

大椎可清一身之热，肺俞有散发肺热的作用，通过刮这两个穴位可以起到很好的清肺热、祛痘的功效。

肺气虚便秘，请用"参姜红枣汤"

中医理论中，通过宣降肺气进行"排毒"的治法，从来都是美容的有效治法。排便是清除体内毒素的路径之一。肺与大肠相表里，大肠的排便功能与肺气肃降功能有关，肺失肃降，大便不能从大肠顺利排出，就会出现便秘。

肺气虚不仅会引起便秘，患者还会表现为短气少言、气喘吁吁、嗅味即咳、脸色苍白、怕冷等症状。

如果尝试多种方法都没有解决便秘的情况，不妨试试补肺气，说不定会收到意想不到的功效。

曾经有位女性，患有典型的气虚便秘，服用"参姜红枣汤"后差不多半个月，由起初一周一次大便，整日没精打采、脾气急躁、脸色难看变为大便一天一次，很规律。

这个方子很简单：取生晒参10克、核桃仁50克、生姜15克、红枣10枚，水煎，每天喝一次，喝三天后就开始大便，一个星期之后，大便软化、不再干燥。坚持饮用半个月后，大便就可以恢复正常。

这款药膳最大的作用就是补肺气。生晒参补元气，核桃仁润肠通便，生姜温补，红枣补血，以上四物放在一起食用，具有调理女性气血、补足肺气的功效。当然，对改善肺气虚引起的便秘，更有显著的效果。

除吃此药膳外，建议便秘女性，一定要调整好自己的情绪，尽量放松心情；遇到伤心事，自己要主动缓解，多找人倾诉。中医讲，肺主悲，过悲则伤肺，本身气血就虚弱的女性，更要注意情绪的调节。

防治过敏性鼻炎先养肺

过敏性鼻炎表现为鼻痒、喷嚏、流清涕等症状，中医认为，本病多由肺脾虚寒，正气不能温养机体所致。本病的发生与病菌无关，而与人的体质因素相关，多因人的体质功能降低，即肺脾气虚，而导致对外界刺激过于敏感所致。因此我们通过温补脾肺，以扶正固本，提高机体的免疫力以达到阴平阳秘、正气内存、邪不可干的目的，从多方面改善和消除过敏状态，以防治过敏性鼻炎。

有过敏性鼻炎的女性可多食用青椒、西洋山菜（山葵）、洋葱、蜂蜜、辛夷花等用以抗过敏，缓解症状。也可配合使用中药穴位贴敷疗法，即中医院使用的三伏、三九贴疗法，温经通络，补益正气，可以迅速消除鼻痒、喷嚏、流清涕、鼻塞等症状，增强过敏性鼻炎的治疗效果。

中药"辛夷花"，治疗鼻炎非常有效。此花性温，味辛，入肺、胃经，具有祛风、通窍的功效。因此，用辛夷花治鼻炎正合适。

具体操作方法：辛夷花 5 克，大米 100 克，煮粥食。大米是通过补脾来补肺的。我们知道五行，脾属土，肺属金，土生金，故脾胃好了，肺就相安无事了。轻度鼻炎的人，隔三岔五吃一次；严重者，可以经常食用，直到症状减轻，再自行调量。在吃本粥期间，忌食辣椒。

对于患有鼻炎的人来说，除了在饮食上注意，练健鼻功也很有效。

下面，给大家介绍两个简单的按摩小方法，对治疗过敏性鼻炎很有针对性，患者不妨一试：

1.先将两手的大鱼际（大拇指根部的肌肉），互相摩擦，至发热时，用两手的大鱼际分别由上至下按摩鼻翼两侧，至发热，每日数次。

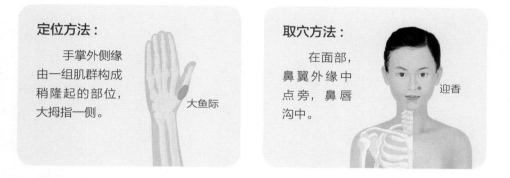

定位方法：

手掌外侧缘由一组肌群构成稍隆起的部位，大拇指一侧。

大鱼际

取穴方法：

在面部，鼻翼外缘中点旁，鼻唇沟中。

迎香

2.用双手大拇指的外侧，按摩迎香穴，每次 15～20 分钟，每日 2 次。可以大大增强鼻子的耐寒能力。

多愁善感的女人易伤肺

"肺在志为忧""肺主悲"，即指肺与悲、忧的情志活动关系密切。悲和忧均属于非良性刺激的情志活动，它们在含义上虽略有不同，但对人体的不良影响却大致相同，都可以导致肺气的不断消耗。过度悲、忧易于伤肺，而致精神不振、情绪悲观、哭泣不止、胸闷气短等症状，反之，肺的生理功能较弱时，也容易产生悲、忧的情志变化。

悲、忧不利于女性的健康，所以女性在生活中要学会调节情绪。

五脏中，心属火，在志为喜；肺属金，在志为忧。从中医情志相克来看，喜能克忧。因此，喜悲、忧的人，可经常想一些令自己高兴的事，或者看看喜剧、听听相声等。

另外，可以多做些运动，多参加集体活动，如唱歌、打球等，以防过忧伤肺。除此之外，还有一个户外健肺的好方法——深呼吸。

我们都知道，肺主气，司呼吸，肺是体内外气体交换的主要场所，人体通过肺，从自然界吸入清气，呼出体内的浊气。我们可以通过深呼吸的方法达到加强肺功能、养肺气的作用，肺气充足，则不容易产生悲、忧的情绪。

做法很简单：站立、慢跑、行走时都可以做。伸开双臂，尽量扩张胸部，然后慢慢深吸气，慢慢呼气。每天坚持深呼吸 100 次，就能养肺气，解悲、忧，让你轻松拥有好心情。

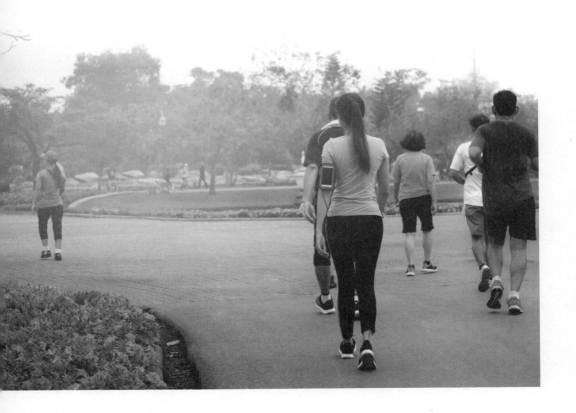

好肾，
让你永葆青春之美

女性补肾小妙招

大多数人都认为，肾虚是男人的"专利"。但实际上，女性在受生理、病理等因素的影响下，出现肾虚的比例并不比男性低。

中医认为，肾为先天之本，与人体生长发育和生殖能力相关，是人体脏腑机能活动的原动力。肾的精气从作用来说可分为肾阴、肾阳两方面。肾阴与肾阳相互依存、相互制约，维持人体的动态平衡。这一平衡遭到破坏后，人体就会出现肾阴、肾阳偏衰或偏盛的病理变化，这就是肾虚。

肾虚有多种，以肾阴虚、肾阳虚最常见。肾阴虚，表现为口干舌燥、皮肤瘙痒、失眠多梦、心情烦躁、腰膝酸软、手足心热、耳鸣头晕等症状。另外，女子会出现便秘、经少甚至经闭等现象；肾阳虚，多表现为面色苍白、精神不振、手足冰冷、畏寒怕风、眼睑水肿、腹泻等。此外，女子会出现不孕、遗尿、水肿、性欲低下等症状。

在现代社会中，女性长期处于精神紧张、超负荷工作的状态下，在不知不觉中将人体代谢平衡打破，出现精力透支的状况，肾虚随之而来。

下面为女性提供一些强肾的小妙招。坚持做就能养肾、强肾。

1. 缩肛运动：呼气时做缩肛动作，吸气时放松，连续做 30 次左右。这个运动大有益处，坚持每天做，可调理五脏之阳气，使全身气血通畅。据说，这是乾隆皇帝长寿的秘诀。

2.双手搓腰：两手搓热，双手掌心分别放在腰背部两侧，从上到下用力搓腰，至有热感为止。早晚各一次，每次约200下。"腰为肾之府"，养肾的关键就是护腰。经常搓腰，可补肾壮腰，加固肾之元气，对预防肾虚非常有效。

3.搓足（脚心）：两手对掌搓热后，以左手擦右脚心，以右手擦左脚心，早晚各1次，每次搓300下。每天坚持搓足，对治疗肾气不足引起的手脚冰凉、肢体怕冷、尿频、乏力等症状非常有效。

坚果最补肾，吃出青春吃出美

很多女性拒绝吃坚果，被那些"坚果含高热量、高脂肪"的说法蒙蔽了双眼，生怕吃这些会使身材走样。其实人们错怪它们了，看看《本草纲目》《开宝本草》等书，原来坚果大多入肾经，核桃、板栗、松子、榛子……都是益肾的好东西啊！要明白"吃好脂肪能帮你消灭坏脂肪"的道理，连血液都需要新陈代谢，何况脂肪呢？

别看坚果是高热量的食物，饮食中还真缺少不了它们，缺了它们，血管里血脂堆积怎么办？皮肤干糙、大脑记忆力减退怎么办？肾虚、精血亏损怎么

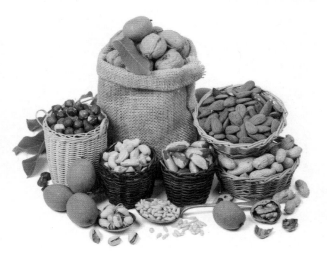

办？……原来并非所有脂肪都是让你发福的。那些肾气亏虚、血脂为患的女性朋友，不妨想想自己有没有吃好脂肪，吃得够不够。我们应养成每天吃早饭时在紫米红枣粥里放上1~2块核桃、一小把杏仁的习惯，享受大自然的恩惠，你看这多好！

健肾调精功助你拥有坚固的牙齿

现代人拔牙、补牙、增白的需求越来越多，其实牙齿松动、没有光泽度的原因是肾气不足！从中医的角度来说"肾主骨"，而"齿为骨之余"，所以牙齿的生长与脱落都与肾中精气的盛衰息息相关。所以，要想牙齿坚固、有光泽，肾中精气一定要足。肾精不好牙齿就会不坚固，咬不动坚硬的东西，牙龈出血，牙齿变黑……

那如何健肾调精呢？这里有一个方法：每天晚上睡觉前，你可以选择一个方式，站、坐、躺下随你选择。然后全身放松，闭上两只眼睛，安定心神，调匀呼吸，意守丹田（是指在精神作用的指挥下，有意识地诱导思想专注于丹田）5分钟。然后两唇微闭用舌头舔你的上腭，叩齿64次。再闭紧你的嘴巴，咬紧牙齿鼓起你的腮帮用津液漱齿36次，然后小口小口分数次咽下，注意呼气的时候漱齿，吸气的时候吞咽津液，并以意领气，随津归入丹田，然后合掌搓热，分别前后揉擦足底涌泉穴各72次。

为什么说这个功法能健肾调精？主要是因为，肾主骨，齿为骨之余，冬天经常叩齿，有益肾、健肾之功。"肾生髓，其华在发，脑为髓海"，冬天要注意健脑，并加强对秀发的养护。肾在液为唾，冬日以舌抵上腭，待唾液满口后，慢慢咽下，能够滋养肾精。肾之经脉起于足部，足心涌泉为其主穴。

好肾气是你天然的生发丸

脱发，分为生理性和病理性两大类。判断脱发的类型很简单，如果每天脱落50~75根，这是生理性的脱发，属正常。相反，若每天脱发超过75根，很有可能是病理性的脱发。

中医认为，毛发的润养来源于血，故有"发为血之余"之称，但其生机却根源于肾。肾藏精，"其华在发"，肾精充沛，毛发就有光泽；肾气虚衰，毛发白而脱落。因为"精血同源"，精与血是相为滋生的，肾精足则血旺盛，血旺盛则毛发得以润养而生生不息。所以《黄帝内经》讲："肾之合骨也，其荣发也……"意思是肾和人的骨头有关，肾的好坏表现在头发上，也说明了头发与肾的关系。

如果用脑过度，或者是体力劳动繁重，或者是性生活频繁，消耗肾精过多，造成肾精亏虚不能荣养于发，就可造成头发的干枯，时间长了就会造成脱发。肾精亏虚属于肾阴虚，因此我们说肾阴虚可以造成脱发。治疗肾阴虚引起的脱发，方法很简单。下面给大家介绍一个非常有效的按摩法。

提示：此按摩须在他人的帮助下进行。

具体操作：准备 1 瓶橄榄油。最好是在肾经当令之时（17：00—19：00），将适量的橄榄油倒入掌心，搓八髎穴半小时。搓八髎时，要让腰部的热力从后腰部一直渗透到前面的肚脐眼四周以及关元部位。坚持按摩可有效缓解症状。

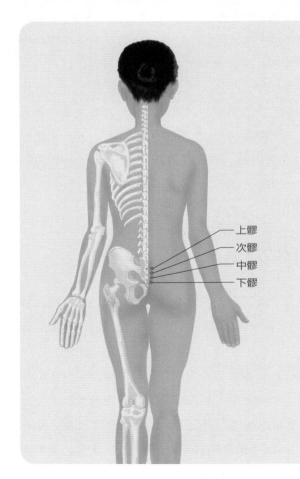

上髎
次髎
中髎
下髎

取穴方法：

　　上髎：在骶部，正对第一骶后孔中。

　　次髎：在骶部，正对第二骶后孔中。

　　中髎：在骶部，正对第三骶后孔中。

　　下髎：在骶部，正对第四骶后孔中。

　　上髎、次髎、中髎、下髎合称为八髎。

肾阴虚不是病，枸杞蒸鸡是良方

肾阴虚从体质上来说，就是肾精不足，它反映的是人体的一种状态，而不是病。因此，肾阴虚的人，只要在饮食和其他生活习惯上加以调理，是不会引起健康问题的。相反，若肾阴虚的人不重视调理，久而久之，就会引起各种疾病。

调理肾阴虚，在饮食上，患者最好选用具有滋阴功效的食品。喜阴的食物大都具有滋阴的功效，如蘑菇、木耳等菌类。另外，长在水中的生物，也都有滋阴的功效，如鱼虾、海带、紫菜等，肾阴虚的患者可常食用。

这里给大家介绍一种特别适合肾阴虚患者的食疗方——枸杞蒸鸡。

取材：枸杞子15克，仔母鸡1只，葱、生姜、盐、料酒各适量。

做法：先将仔母鸡洗净，放入锅中，用沸水余透；然后，捞出用冷水冲洗干净，沥水；再把枸杞子塞入鸡腹内，将鸡腹朝上，放入大小适中的盆子里，放入所有调味料，把盆置于蒸锅中，蒸2个小时，拣去姜、葱，即可食用。

本方中，枸杞子是中医常用的治肾虚、改善性功能的佳品。有古书记载枸杞子："久服坚筋骨，轻身不老，耐寒暑，补精气不足，养颜，肌肤变白，明目安神，令人长寿。"适用于男女肾阴虚。子母鸡，性属阴。此食谱是肾阴虚女性的首选滋补方，也是病后康复首选食疗方。

最后，提醒肾阴虚女性，尽量少吃辛（辣）味的食物，因为它们容易伤阴，可以多吃点酸味的东西，还可以吃稍甜的东西，因为"酸甘化阴"。还可以用枸杞子、山药来熬粥喝。

治疗肾阴虚的中药有很多，但需在医生的指导下安全服用。我们都知道的中成药"六味地黄丸"是主治肾阴虚的常用药，功效比较好，但若长期服用，最好向医生咨询。

改善女性肾阴虚的天赐大穴

生活中，很多女性会出现五心烦热（2个手心、2个脚心、1个心口），夜间出汗；口干舌燥，喝水也不能解渴；足跟痛、便秘等。这些都是肾阴虚的明显症状。

出现上述症状后，你不用担心，只要找到涌泉、三阴交、太溪、肾俞这四个穴位进行刺激，很快你的症状就会得到缓解。

涌泉，属足少阴肾经的起始穴，肾经在五行属水，补肾离不开水。"涌泉"穴，从名字上来看，就是一个水非常充足的穴位，所以经常按涌泉穴，就能滋阴补肾。

三阴交，是脾、肾、肝三经的交会穴，用它能够全面地调动三条阴经的功能，从而起到滋阴补肾、引火归元的作用。

太溪，是肾经上经气最旺的穴位。刺激太溪具有滋肾阴、补肾气、壮肾阳、理胞宫的作用。可以说，不管是生殖系统的疾病，还是腰痛和下肢功能不利等疾病，都可以用太溪来治。

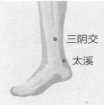
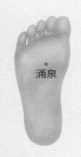

取穴方法：

三阴交在小腿内侧，内脚踝凸出处上3寸，胫骨内侧缘后方。

太溪在足内侧，内脚踝后方，内踝尖与跟腱之间的凹陷处。

取穴方法：

在足底部，蜷足时足心最凹陷处。

具体做法：每天晚上泡脚的时候，分别按揉两脚的太溪穴各5分钟。按揉左脚时手指逆时针旋转，揉右脚时手指顺时针旋转。然后依次按揉三阴交、涌泉，两侧都要按到，每个穴各按3～5分钟。

除此以外，肾阴虚患者要尽量少熬夜，注意静养。因为阴主静，养阴以静为主，患者最好经常有意识地让自己静一会儿，放慢生活节奏，如做饭、吃饭、走路等，都可以慢慢来。不要参加剧烈的活动。而晚上熬夜，会使精血大量耗损，造成第二天肾精亏损，表现为乏力、记忆力下降、注意力不集中等。

黑豆是你美发的恩物

很多女性洗头发的时候发现大把大把的头发脱落，而且头发枯黄没有光泽，甚至还有白发。中医理论认为"肾藏精"，而肾精又是化血的根本。"发为血之余"。头发依赖精血滋养，所以，头发的生长和脱落、润泽和枯槁、茂盛和稀疏、乌黑和枯白等，都与肾精有关。肾精充足，那么头发茂盛乌黑；肾精亏虚，则未老先衰、头发枯槁、早脱早白。因此，要想拥有一头乌黑亮丽、浓密润泽的头发，肾精充盈是关键。

中医理论，肾属水，对应循环系统（体液，包括水液、血液循环等），与黑色、咸味相投，所以多吃黑色、微咸的食物能营养肾，像黑木耳、黑芝麻、何首乌、桃核、桑葚、黑芝麻、黑豆、黑米等。

其实不管是什么食物，我们最关注的还是补肾的功效，通过补肾，从而延缓衰老。大家都知道多吃豆类对女人很有益处，比如黑豆，因为黑豆外形像肾，颜色是黑色的，黑对应的是肾。你可以爆炒黑豆撒上点椒盐，嘎嘣脆还很香，也可以用黑豆来煲粥做汤，乌黑乌黑的汤水让你看了就喜欢。快把黑豆吃起来吧，让你的肾精充盈，头发乌黑亮丽！

冬天补肾，让女人告别手脚冰凉

冬天时，多半女性会出现手脚冰凉的现象。从中医角度来说，冬天手脚冰凉、过度怕冷的人，多为肾阳不足。此时，若女性不及时地补益肾阳，时间一长，会出现其他肾阳虚的症状，如精神不佳、畏寒怕冷、腰膝酸冷、面色白或黝黑、性欲减退、不孕不育等。

由此可见，女性肾阳虚是不可小觑的，出现肾阳虚症状时必须调理，严重者须去医院，找医生调理；症状轻者，自己可以在家里通过饮食来调养。

肾阳虚患者在饮食上，宜选用性温热，具有补益肾阳、温暖脾阳作用的食物，如狗肉、羊肉、鸡肉、猪肚、淡菜、韭菜、辣椒、刀豆、肉桂等。

在食物的五味上，少吃苦寒的东西，因为苦寒最伤阳气。

下面，给大家介绍一款最适合肾阳虚患者食用的食疗方——韭菜炒虾仁。

做法很简单：取韭菜（以春韭为佳）350克，鲜河虾250克，蛋清少许，盐、味精、淀粉各适量。将韭菜择洗后，切段，备用；河虾去头、壳、尾，取虾肉，用盐、淀粉、蛋清搅拌上浆；将锅烧热后放油，倒入虾仁略炒片刻后，迅速倒入韭菜翻炒，加入盐、味精等调料，至韭菜炒熟即成。

此食疗方中，韭菜能补肾助阳、固精固摄。淡水虾，性温，味甘，入肝、肾经，有补肾壮阳、养血固精、益气滋阳、通络止痛等功效。此款食疗方，特别适合肾阳虚患者常食。若是阴虚内热或患疮疡、目疾的病人则不宜食用，并且此方不能与蜂蜜同食。

按摩太溪肾气足，让你皮肤紧致又光滑

女性的容颜与肾气有关。气血旺盛、肾气充足了，气色就会变好，皮肤光滑紧致，手脚不冰冷；相反，肾气不足会造成"面如漆，眇中清，面黑如炭"。这些都说明了，肾气充足与否，与女性的面容密切相关。

肾气充足，皮肤就会白嫩有弹性，所以想美容首先要补肾。

中医认为，脚上的太溪与肾功能关系密切。因为太溪是肾经上的原穴，是肾经经气的汇集地。肾属水，肾水从涌泉出来，太溪就像一个大峡谷一样，把到达的肾水统统储存起来。所以说，用太溪补肾就是给"树"浇水，是提高肾功能最直接有效的方法。

此外，刺激太溪还可以促进激素的分泌，使全身机能旺盛，皮肤自然变得紧致有光泽。

具体操作：每天晚上临睡前，先用热水泡脚，然后盘腿正坐，用双手拇指按揉两侧太溪穴，各按200次，用力以稍有酸痛感为宜。坚持每天按揉太溪，美容效果显著。

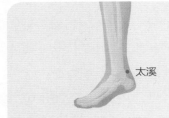

太溪

取穴方法：

在足内侧，内脚踝后方，内踝尖与跟腱之间的凹陷处。

黑豆芝麻薏米浆，帮你找回"性"福

如今，很多女性通过节食来减肥，可最终不但没有减下去，还出现了性冷淡、走路和说话没有力气、眼袋水肿、腰部和小腹部发凉、小便次数增多、大便溏稀、月经量越来越少等症状。

我们都知道，女人是靠气血来养的。脾胃是气血生化之源，如果节食，人体就容易因缺乏生化气血的原料，而出现脾胃虚弱的现象，导致脾胃不能很好地运化水谷、化生气血，逐渐形成恶性循环。血少则精少，久而久之就会脾肾两虚，表现为乏力消瘦、面色白而无华、不孕不育、性欲淡漠等。

治女性脾肾两虚型性冷淡，最佳的食疗方是"黑豆芝麻薏米浆"，它补脾强肾的功效特别好。坚持服用，不但能改善女性性冷淡，还能减肥美肤，改善女性畏冷、大小便失常、眼袋水肿等症状。

做法很简单，买黑豆、黑芝麻、薏米各500克。每天晚上各抓一把，放在盆中用清水泡一夜，在第二天上午10：00—11：00脾经最旺时，或者在17：00—19：00肾经当令时，把泡好的三种食材放入豆浆机中榨成豆浆即可，每次饮250～300毫升。上班族女性，可以晚上下班回到家做，赶在晚上7点食用。如果榨多了也可以放在冰箱里，第二天带到公司，午餐前饮。

本方中，黑豆是补肾的佳品。古书中曾记载："黑豆，疗男女人阴肿，治肾病，利水下气，活血，解诸毒。"而且，经常食黑豆，对治疗女性肾气虚弱引起的性冷淡非常有效。

黑芝麻，性平，入肝肾、大肠经。因其色黑，所以其补肾的功效可与黑豆媲美。另外，它还能润肠通便，排出女性体内的毒素。

薏米，除湿健脾佳品，常吃薏米还能帮女性祛除眼袋和黑眼圈，美白肌肤，祛湿消肿，延缓衰老。

除上述食疗方外，再给女性朋友推荐一款不花一分钱就能缓解性冷淡的动作——缩肛运动。

女性常"缩肛"有利于增强肛部肌肉的收缩性能，可使女性很快达到高潮，尽情享受性生活的快感。

做法很简单：每天临睡前或者起床时，躺在床上，做 50 次缩肛；另外大小便之后、干完体力活后、性生活后，都要及时缩肛 10 次。

注意，缩肛时必须要用力，练完后有小便应即时排出。只要经常练习，很快就会有良好的效果。有的中老年女性，只要一打喷嚏，就漏尿，练习缩肛对这一症状同样有效。

改善肾阳虚的大穴

肾阳，是中医名词，亦称"真阳""元阳""命门之火"。我们说，肾是先天之本，那么肾阳即为人体阳气的根本。肾阳对机体起到温煦、推动、兴奋等作用。一旦人体内肾阳不足，也就是肾阳虚时，人就会出现天气稍凉就怕冷、手脚冰凉、腰部发凉、性欲淡漠、腰酸腿软、小便清长、尿频、小腹寒凉、大便溏泻等症状。

这时我们可以通过艾灸以下四穴来补益肾阳，缓解症状。

这四个穴位是：命门、肾俞、气海、关元。

命门，对女子子宫的生殖功能有重要影响。命门火衰，说明肾阳虚。表现为四肢冰冷、女子宫寒不孕等症状，灸命门可直接温补肾阳。

肾俞穴，是肾脏精气在背部的聚集地，与肾脏密切相关。只要是肾脏的问题，都离不开肾俞。它是阴阳同补的一个穴位，经常灸能够振奋肾脏的元气，起到培元固本、益肾助阳的功效。

气海为"元气之海"，是很重要的补肾穴，可益气助阳、调经固经。

关元为肾之募穴，可补益肾气，灸之可温补肾阳。气海可补益一身之气，故也可补肾益气。

具体操作：每天 17：00—19：00（此时肾经最旺，效果更好），用艾条分别灸以上四穴，每穴 10～20 分钟，灸到穴位周围皮肤发红。每天坚持灸，能温补肾阳，对缓解女子宫寒不孕、四肢冰冷等阳虚症状效果非常好。

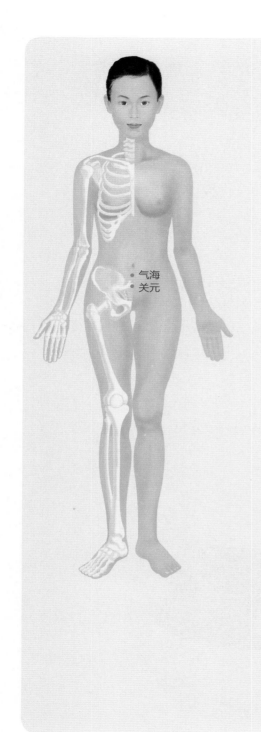

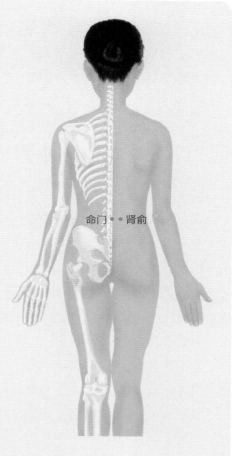

气海 · 关元

命门 · · 肾俞

取穴方法：

气海在下腹部，身体前正中线，脐中下1.5寸。

关元在下腹部，身体前正中线，脐中下3寸。

命门在腰部，身体后正中线上，第二腰椎棘突下凹陷处。

肾俞在背部，第二腰椎棘突下，旁开1.5寸。

中医提醒：女性处于经期、孕期、产期等特殊生理时期，多半会因体质虚弱出现手脚冰冷的症状。此时艾灸须慎用，最好通过饮食来调理，也可以进行适当的运动，如打太极拳、做简单的体操等，这些都可以提高自身的免疫力，增强体质，从根本提高患者自身的抗寒能力。

何首乌乌发粥，补脾固肾效果好

中医古籍记载，何首乌"能养血益肝，固精益肾，健筋骨，乌髭发，为滋补良药，不寒不燥，功在地黄、天门冬诸药之上"。核桃治疗脱发的说法，从古代就有记载，宋代刘翰等著《开宝本草》中记述，核桃仁"食之令肥健，润肌，黑须发，多食利小水，去五痔"。可见核桃有生发的功效。

何首乌乌发粥的做法如下：取黑米 100 克，制何首乌 30 克，黑芝麻 20 克，核桃仁 15 克，冰糖 10 克。将制何首乌洗净，入砂锅煎煮，去渣取汁；黑米、黑芝麻、核桃仁分别洗净；锅置于火上，倒入适量清水烧开，加入黑米、黑芝麻、核桃仁、制何首乌汁同煮，粥将熟时，加入冰糖，再煮 5 分钟即可。这款粥可补肾、健脾、固精、乌发，适用于精血不足、肝肾亏虚引起的须发早白、腰膝酸软等。需要注意，痰湿重、便秘者不宜服用。

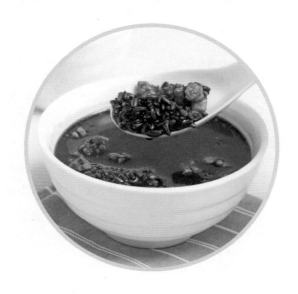

第三章

通六经、健六腑，
从内在焕发美丽

　　《黄帝内经》认为，经络是运行气血，联络脏腑、皮肉、肢节，沟通人体上下内外的通道，将人体脏腑、组织、器官联系成为一个有机的整体。所以《黄帝内经》再三强调："经脉者，所以能决死生，处百病，调虚实，不可不通。"女人掌握经络养生，就能延缓衰老的进程；只有由内及外、触及根本的经络养生才能真正地让你拥有美丽的人生！

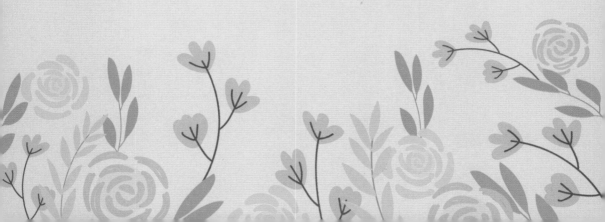

畅通小肠经，
足营养、保健康

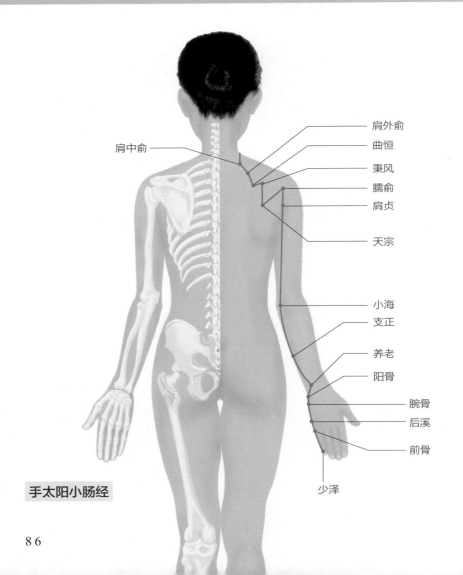

肩中俞

肩外俞
曲恒
秉风
臑俞
肩贞
天宗

小海
支正

养老
阳骨

腕骨
后溪
前骨

少泽

手太阳小肠经

勤刮小肠经，让女人瘦得轻松

小肠的主要生理作用即消化吸收过程，是整个消化系统最重要的阶段。小肠承受了由胃腑下移而来的经过初步消化的食物，并对其进一步消化和吸收，将水谷化为清（即精微，含津液）和浊（即糟粕，含废液）两部分，前者赖脾之转输而被人体吸收，后者糟粕下降入大肠形成粪便，废液经肾脏气化作用渗入膀胱，形成尿液，经尿道排出体外。因为小肠在泌别清浊过程中，参与了人体的水液代谢，故有"小肠主液"之说。

如果小肠功能失调，传化停止，则气机失于通调而为痛，这时腹部疼痛等症状就会出现；如果小肠的消化吸收功能失常，就会出现消化、吸收障碍，如腹胀、腹泻、便溏，以及肥胖。小肠经气通畅、功能正常则受盛、传化、消化功能正常，女子不易肥胖，体态适中。

所以，要改善消化吸收功能，以及减肥，都必须先调节小肠经。

调理小肠经最直接的方法是"刮痧"。女性朋友可以在下午的13：00—15：00进行，因为这时小肠经最旺，刮痧所起的效果最好。

刮痧前的准备：

首先，准备一块专门的刮痧板。家庭用水牛角刮痧板最好，这种刮痧板本身就是一味名贵的中药，具有清热解毒、活血化瘀的功效。

其次，买一瓶具有清热解毒、活血化瘀、疏通经络、促进新陈代谢、排毒驱邪、消炎止痛任一作用的刮痧油。一般除头部刮痧外，刮其他皮肤部位时都须先涂抹刮痧油后再进行刮痧。如果是偶尔刮一次，也可用香油代替刮痧油。

具体操作：先将小肠经的循经部位涂上刮痧油，手持刮痧板，沿着小肠经的循经方向，顺着一个方向刮，不要来回刮，刺激强度由轻到重，以自己能忍受为度；刮至局部毛孔张开，或皮下出现微紫红或紫黑痧点、斑块即可。完毕之后，休息一会儿，再饮用一些白开水，会感到非常轻松和舒畅。

第二次刮痧时间与第一次应间隔5～7天或在皮肤无痛感时再进行，连续刮7～10次为一个疗程，间隔10天再进行下一个疗程。

一般在刮痧数分钟后，凡有病源之处，体表皮肤会出现痧痕，痧痕一般3~7天后才会消失。有痛感无痧痕则说明身体健康。在刮治两三天内刮拭部位仍会有痛感，这是正常反应。

刮痧减肥时，同时要注意加强体育锻炼，注意合理饮食，少食高脂、高糖、高热量的食物，多食蔬菜水果。

捏揉少泽穴，治乳汁不足、小儿打嗝儿、溢奶

小肠经的第一个穴位是少泽，它位于小指尺侧指甲角旁约0.1寸。少泽主治头痛、目翳、咽喉肿痛、乳痈、乳汁少、昏迷、热病等。

所以，当女性乳汁分泌不足，或者小儿总是打嗝、溢奶时，可以选择揉捏一下少泽穴。

捏法很简单，先找到少泽穴用右手的拇指和食指捻揉（或一捏一松）左手的小指，捏5~10分钟；再捻揉右手的少泽穴5~10分钟即可。注意，刺激小肠经上穴位的时间最好选在未时（即下午13：00—15：00），此时小肠经最旺，刺激效果最好。如果是孩子打嗝、溢奶，在按捏孩子的少泽穴时，不能太用力，需要一点点地给孩子捻揉，很快症状就会得到缓解。

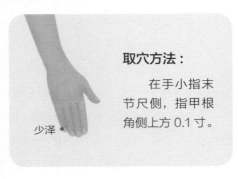

取穴方法：

在手小指末节尺侧，指甲根角侧上方0.1寸。

少泽

按揉小肠经穴位，更年期心脏病自除

女性到更年期的时候，下午两三点钟经常容易出现胸闷心慌、脸部发热等心脏疾病的症状。此时正处于未时，小肠经经气最旺，心与小肠相表里，所以我们可以通过在这个时间段调理小肠经来治疗心脏的疾病。

方法是按揉后溪和前谷，后溪和前谷是小肠经上前后相邻的两个穴位。找到穴位后，用对侧拇指按揉穴位，每次每个穴位按揉 50 下，两手上的穴位都要刺激，每天 1～2 次，其中 1 次必须在症状易发作的下午 14：00—15：00。一般连续治疗一周以上病症就会得到明显的缓解。

小肠经上的后溪和前谷是两个非常重要的五腧穴，《黄帝内经·灵枢》上说："病变于色者，取之荥；病时间时甚者，取之输。"意思是说，疾病表现在面色的变化时，治疗时就选取五腧穴中的荥穴；疾病时轻时重，治疗时就选取五腧穴中的腧穴。而前谷正是小肠经的荥穴，后溪正是小肠经的腧穴。同时，"荥主身热"，心火过旺，脸上发热发红当属热病，是其职责所在；这样，我们在降火、调理心脏功能的同时疏经通络以引火下行，把多余的心火转移到小肠，然后通过小便排出体外，可谓是标本兼治、防患于未然的好办法。

前谷：在手掌尺侧，微握拳，当小指本节（第五指掌关节）前的掌指横纹头赤白肉际。

后溪：在手掌尺侧，微握拳，当小指本节（第五指掌关节）后的远侧掌横纹头赤白肉际。

揉阳谷穴，降血压，治头晕、牙痛、口腔溃疡以及头涨、三叉神经痛

阳谷穴五行属火，所以能治一些上火引起的症状，如口腔溃疡、三叉神经痛等火症，这叫作以"火毒攻火毒"。

阳谷穴的降压功效很不错。血压高的朋友，每天可以多揉一揉阳谷穴，这是不用降压药的自然疗法。

具体操作：用左手握住右手的手腕部，以左手的食指和中指用力按住腕部的阳谷穴，然后将手从上至下，从左向右，来回转一转，阳谷就通了。

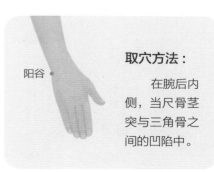

阳谷

取穴方法：

在腕后内侧，当尺骨茎突与三角骨之间的凹陷中。

畅通胆经，
使好心情充盈内心

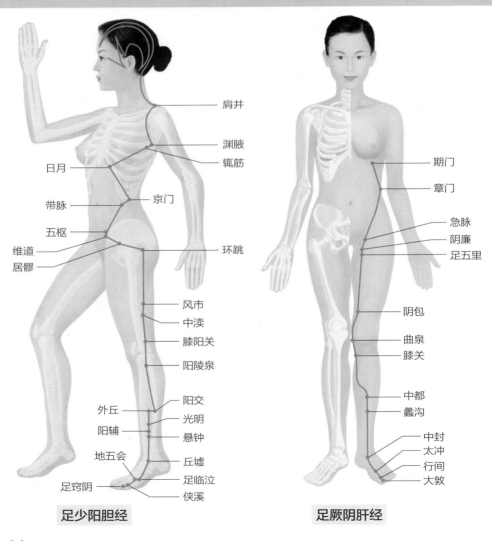

肩井

渊腋
辄筋

日月

带脉 ——— 京门

五枢

维道
居髎 ——— 环跳

风市
中渎
膝阳关
阳陵泉

阳交
外丘 光明
阳辅 悬钟

地五会
足窍阴 丘墟
足临泣
侠溪

足少阳胆经

期门

章门

急脉
阴廉
足五里

阴包

曲泉
膝关

中都
蠡沟

中封
太冲
行间
大敦

足厥阴肝经

敲胆经，塑身材养颜面

胆经上共有44个穴位，从我们外眼角旁的瞳子髎穴开始，一直到第四脚趾头的足窍阴穴。

胆贮藏、排泄胆汁，主决断，调节脏腑气。胆汁由肝脏合成和分泌出来，然后进入胆囊贮藏、浓缩，并通过肝的疏泄作用而注入小肠，以促进食物的消化。若肝胆的功能失常，胆汁的分泌与排泄受阻，就会影响脾胃的消化功能，从而出现厌食、腹胀、腹泻等消化不良症状。胆主决断，在精神意识思维活动过程中，具有判断事物、做出决定的作用。胆能防御和消除某些精神刺激（如大惊大恐）的不良影响，以维持和控制气血的正常运行，确保脏器之间的协调关系。胆合于肝，助肝之疏泄，以调畅气机，则内而脏腑，外而肌肉，升降出入，纵横往来，并行不悖，从而维持脏腑之间的协调平衡。胆的功能正常，则诸脏易安，故有"凡十一脏取决于胆"之说。

所以，常敲胆经，刺激胆汁分泌，促进胆经的气血通畅，使机体消化功能正常，维持各脏腑间的协调平衡，是女性从根本上美颜塑身的奇招。

可以这样敲：姿势随意，以便于操作为宜；双手握空拳，沿大腿外侧的环跳穴开始敲，依次经过风市、中渎，敲到膝盖处的膝阳关。每次敲到大腿外侧的这4个穴位点上，可以稍用力一些，以每敲打4下为一次，每天敲左右大腿各50次，也就是左右各200下。

胆经为半表半里的经络，它与外界无直接的通道，所以，在敲胆经时浊气会从肠道中排出。有少数人在敲胆经后会出现头疼脑涨、失眠多梦的现象，这是由于胆经里的浊气没有从肠道排出，而是从三焦经上跑到了头面部。这时只需按胆经的阳陵泉，以及点揉一下右侧三焦经上的支沟穴，不适症就会消失了。

另外，胆经上还有许多具有特效的穴位，感兴趣的女性朋友，不妨多按一下。足窍阴可治用脑过度引起的乳房胀痛；侠溪可治精神紧张、肝胆火旺、脸颊肿痛、耳鸣头痛；足临泣可治月经不调伴有腰痛；阳辅可治腰腿酸软、月经发黑并夹杂着血块；阳陵泉可治天生皮肤发黄、没有光泽。

敲胆经最佳的时间是胆经当令时——子时（即23：00—1：00），以及与其相表里的肝经当令时——丑时（即1：00—3：00）。但是这两个时间段，人应该是处于深度睡眠的阶段，起来做按摩有些不现实。所以除这两个时间段外，敲胆经还可以选在每天7：00—11：00间。上午敲打胆经，同样能起到疏通胆经、促进身体排毒的疗效。

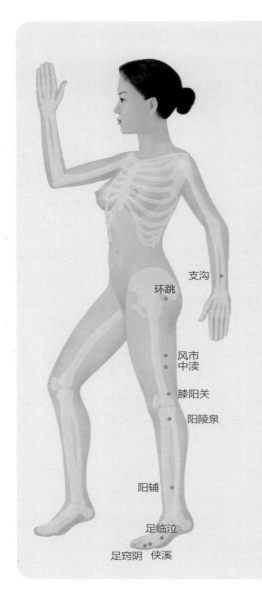

取穴方法：

环跳在臀部，股骨大转子最凸点与骶管裂孔连线的外1/3与内1/3交点处。

风市在大腿外侧部的中线上，直立垂手时，中指指尖处。

中渎在大腿外侧部的中线上，风市下2寸，膝盖上5寸。

膝阳关在膝外侧，当阳陵泉上3寸，股骨外上髁上方的凹陷处。

阳陵泉在小腿外侧，膝盖下方约1寸，圆骨凸出部前方凹陷处的中点。

阳辅在小腿外侧，当外踝尖上4寸，腓骨前缘。

足临泣在足背外侧，第四、第五跖骨结合部位的前方凹陷处。

侠溪在足背外侧，第四、第五趾缝间，趾蹼缘后方赤白肉际处。

足窍阴在足第四趾末节外侧，趾甲根角外侧0.1寸。

支沟在前臂背侧中央，腕背横纹上3寸，尺骨与桡骨之间。

多揉足临泣，疏通肝胆，回乳有功

很多哺乳期的新妈妈，都有可能遇上在哺乳将结束时突然乳汁不通的情况，去医院又检查不出原因。从中医的角度来说，乳汁不通与肝胆经不畅有关。刺激胆经上的足临泣穴，就能疏通胆经气血，促进乳汁畅通。

足临泣，为胆经上的主要穴道之一，主治回乳、目眩、头痛等。如果在按足临泣时配以头临泣穴，这样一头一尾，疏通气血的功效会更好。

下面告诉大家这两个穴位的具体按摩方法：每天用大拇指分别按揉足临泣、头临泣，做圈状运动，每穴按 3~5 分钟，上午按效果好。坚持按 3~5 天，即可见效。方便艾灸的女性，可以用艾悬灸，见效更快一些。

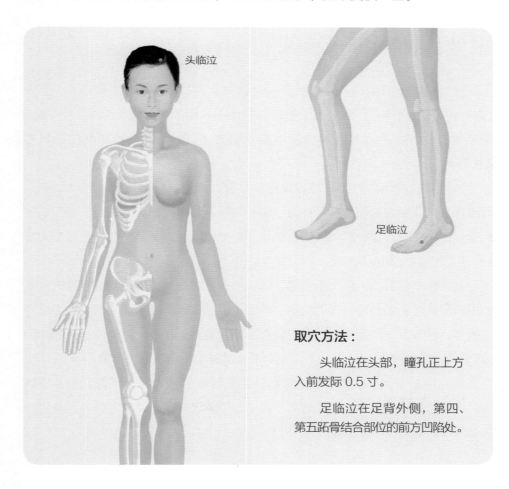

头临泣

足临泣

取穴方法：

头临泣在头部，瞳孔正上方入前发际 0.5 寸。

足临泣在足背外侧，第四、第五跖骨结合部位的前方凹陷处。

"大肠经"排出毒素，让女人"面子"十足

想要秀美颈部，多敲打大肠经和胃经

颈部肌肤十分脆弱，其皮肤厚度只有面部的三分之二，皮脂分泌少，难以保持水分，更容易干燥、产生皱纹。特别是长期熬夜、伏案工作、用电脑，以及常穿低领衫的女性，都会使颈部受到伤害。因此，拯救颈部皮肤势在必行。

颈部皮肤护理的目的，是减轻皮肤皱纹、保湿、增强皮肤弹性、加速血液循环。除了要像脸部皮肤一样做日常护理外，从中医的角度来说，颈部皮肤松弛、有皱纹，都是胃经与大肠经气血亏虚造成的。只要坚持敲打大肠经和胃经，很快就会有惊人的改观。

大肠经非常好找，将左手自然下垂，用右手敲左臂，从上到下所敲的这条线就属于大肠经的线路。敲的时候，两个手臂上的大肠经都要敲到。每边敲打一分钟，注意从上臂到手腕，整条经都要敲。敲到大肠经上肘横纹尽头的曲池穴时，要多敲一会儿。一般人在敲时有酸胀的感觉，这是很正常的。

敲完两个手臂后，再用十根手指的手指肚轻轻敲击整个面部，额头、眉骨、鼻子、颧骨、下巴要重点敲击；再用左手掌轻轻拍打颈部右前方，右手掌拍打颈部左前方（手法一定要轻）。

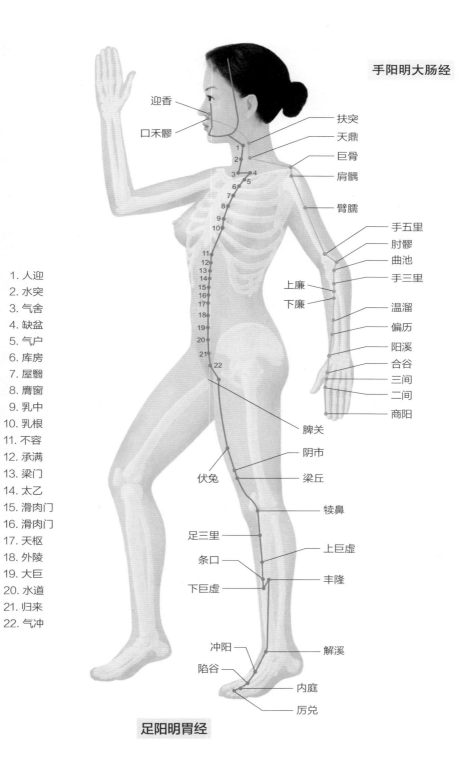

手阳明大肠经

迎香
口禾髎

扶突
天鼎
巨骨
肩髃

臂臑

手五里
肘髎
曲池
手三里

上廉
下廉

温溜
偏历
阳溪
合谷
三间
二间
商阳

1. 人迎
2. 水突
3. 气舍
4. 缺盆
5. 气户
6. 库房
7. 屋翳
8. 膺窗
9. 乳中
10. 乳根
11. 不容
12. 承满
13. 梁门
14. 太乙
15. 滑肉门
16. 滑肉门
17. 天枢
18. 外陵
19. 大巨
20. 水道
21. 归来
22. 气冲

髀关
阴市
梁丘

伏兔

犊鼻

足三里
条口
下巨虚

上巨虚
丰隆

冲阳
陷谷

解溪

内庭
厉兑

足阳明胃经

敲胃经要从锁骨下，顺两乳，过腹部，到两腿正面，一直敲到脚踝，敲胃经时可稍用力。因为胃经主要为面部供血，大肠经又直通面部两颊和鼻翼，所以经常敲打胃经与大肠经不但能美颈，而且还能有效防止两颊和鼻翼长斑、生痘，让脸部的皮肤变得更加有光泽和弹性。

汤从肠中过，毒素去无踪

中医常说："肠常清，人长寿；肠无渣，人无病。"意思是说，只要肠道里没有毒素，永远保持清洁，人就能长寿；肠道里保持通畅，没有食物残渣停留，人就很少会生病。当然，肠道里干干净净，排便通畅，那女人还愁不美丽吗？

中医认为，很多女性朋友，又是贫血、低血糖，又是痛经、神经衰弱、失眠，还有的女性总是满面油光、痘痘丛生等，这些都是体内毒素堆积过多而致。

那么，我们该如何清除肠内堆积的毒素呢？下面我给女性朋友们介绍两款排毒美颜食疗方。这两款食疗方主要的食材是海带和黑木耳，它们都具有一定的解毒和润肠作用，是女性排毒养颜的首选佳品。

方1：海带绿豆汤

原料：海带、绿豆各15克，甜杏仁9克，玫瑰花6克，红糖适量。

功效：清凉解热，解毒利尿，活血化瘀，软坚消痰，适用于粉刺久治不愈、反复发作患者食用。

做法：先将玫瑰花用布包好，与洗净的海带、绿豆、甜杏仁一同入锅，加水适量，煮汤至熟，去玫瑰花，加入红糖调味即成。

用法：每日食用1次，可连续食用20～30天。

方2：黑木耳红枣瘦肉汤

原料：黑木耳30克，红枣20个，精瘦肉300克。

功效：活血润燥，清肠解毒，具有洁肤除斑之功，适用于面部有色斑、面色萎黄暗黑，或阴虚燥结之大便不通者食用。

做法：将黑木耳用清水浸开，洗净；红枣去核，洗净；精瘦肉洗净，切片，用盐腌 10 分钟。把黑木耳、红枣先放入滚水锅内，用小火煲滚约 20 分钟后，放入猪瘦肉片，煮至熟，即可食用。

用法：同方 1。

按摩腹部，清肠、排毒、瘦身

清理肠毒、减肥瘦身其实很简单，只要你能坚持做以下刺激胃肠道蠕动的小动作，就会使大便通畅，排出肠道内毒素。

准备动作：做按摩前需要排空小便。

第一步：手掌划圈轻揉腹部

方法：仰卧，双手互相交叠，左手在下，右手在上，摆在肚脐上，掌心对准肚脐周围皮肤，顺时针按摩脐周皮肤 3~5 分钟。稍稍吸气后收小腹，接着做第二步。

第二步：轻敲腹部再按摩

方法：双手半握空拳，轻轻拍打腹部脂肪最多的部位。握空拳敲打，可以避免敲打时肠道受伤。敲到肚脐向左右三指宽处的天枢穴时，可停下来，用双手按摩两分钟。因为天枢穴下面恰好是大肠的位置，对其进行刺激，治便秘的效果更好。

第三步：龙爪初探去油脂

方法：双手微微张开如龙爪状，轻轻揉捏自己腹部最肥胖的区域。腹部右上方是肝胆、脾，腹部中间是胃，揉捏肝胆去脂肪，揉捏脾胃去肥肉。

第四步：深呼吸调整

此时避免立刻起床，宜稍做休息，再配合做深呼吸的动作。

注意：以上按摩动作，坚持每天早晚各做一次效果更好。饱饭后、空腹时都不宜按。按摩时如腹中肠鸣、有热感，就是按摩有作用的反应。

此外，要想彻底清肠毒，还要在日常饮食中多食清肠排毒的食物，如萝卜、红薯、猕猴桃、山芋等通便食物，少吃辛辣刺激性食物，这样就能达到通便清肠、排除体内毒素、减肥瘦身的功效。

胃经畅通、气血旺盛，美体又养颜

胃经通，则女人容华盛

足阳明胃经循行经面部、乳房，且为多气多血之经，胃经通畅则气血旺盛。足阳明胃经属胃络脾，而脾胃乃气血生化之源，脾胃运化水谷而化生气血以濡养全身，胃经气血旺盛则能很好地濡养面部、乳房，使女子面色红润，乳房丰满挺拔。《黄帝内经》载，女子"五七，阳明脉衰，面始焦，发始堕"。说明了足阳明胃经经脉盛衰与女子皮肤、头发相关，阳明经气衰退则见面色黯淡无光、脱发增多。

因此女子要想拥有红润的面色、丰满的乳房、浓密的黑发，就需要通胃经而健脾胃。如果胃经不畅，就会看见女子面色萎黄、易生痤疮、口唇不红润、身倦乏力，甚至头发枯槁。

怎么样通胃经呢？先从面部胃经开始，用手指肚轻敲，沿额头、眉骨、鼻子、颧骨敲至下巴；再从锁骨中央往下，顺两乳中，过腹部，到下肢正面，一直敲到脚踝中央；再敲足背最高的地方，即胃经的陷谷穴。每天敲打3遍，每次15分钟，用力以自觉敲打处有轻微的酸胀感为度。

只要坚持敲打胃经，保持胃经气血通畅充盛，就会达到惊人的美容效果。

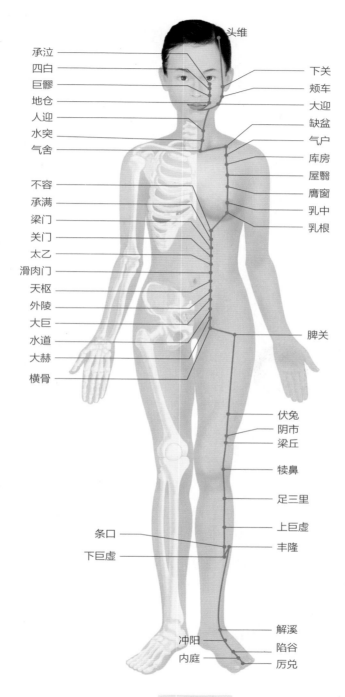

承泣
四白
巨髎
地仓
人迎
水突
气舍

不容
承满
梁门
关门
太乙
滑肉门
天枢
外陵
大巨
水道
大赫
横骨

头维

下关
颊车
大迎
缺盆
气户
库房
屋翳
膺窗
乳中
乳根

髀关

伏兔
阴市
梁丘

犊鼻

足三里

上巨虚

丰隆

条口
下巨虚

解溪
陷谷
冲阳
内庭
厉兑

足阳明胃经

按揉胃经穴位，拥有姣好容颜

除了敲胃经，我们也可以直接按揉面部胃经穴位来美容，可以直接起到瘦脸、消纹、祛斑的作用。方法很简单：

四白位于下眼睑，按揉四白可减少眼部皱纹、祛眼袋、明目；巨髎、颊车、下关位于面部，按揉它们可以减少面部皱纹，紧致肌肤，活血祛斑。每天坚持按揉以上四穴可有明显的美容效果。

四白：在面部，瞳孔直下，当眶下孔凹陷处。

巨髎：在面部，瞳孔直下，平鼻翼下缘处，当鼻唇沟外侧。

颊车：在面部，下颌角前上方约一横指的宽度，当咀嚼时咬肌隆起，放松时按之有凹陷处。

下关：在面部耳前方，当颧弓下缘与下颌切迹所形成的凹陷中。

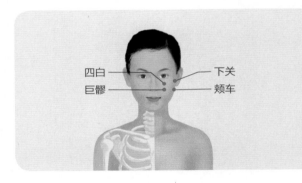

四白　　　　　　　下关
巨髎　　　　　　　颊车

按揉方法：

分别按揉四白、巨髎、颊车、下关各穴，每穴 10 分钟，以自觉酸胀感为度。

按揉胃经穴位，可调理脾胃、补益气血，胃经气血充足则可美容养颜，延缓衰老，使女子美丽十足。

三阴交为脾经穴位，配合胃经足三里可起到很好的健脾胃、益气血、抗衰老的作用；天枢为大肠募穴，可调理肠胃，排出宿便。每天坚持按揉以上穴位，也能有明显的美容效果。

按揉胃经穴位还可健脾胃、祛痰湿、排宿便以减肥瘦身，使女人拥有窈窕身材。

阴陵泉为脾经穴位，可健脾利湿；天枢为大肠募穴，可调理肠胃，排出宿便；足三里为补气养血之大穴，按之可健脾胃、养气血、延缓衰老；肥胖者多有痰湿，丰隆穴为祛痰利湿之要穴；诸穴合用具有健脾、利湿、化痰之功效，坚持按揉能起到很好的瘦身效果。

天枢：在腹中部，横平脐中，前正中线旁开2寸。

足三里：在小腿外侧，犊鼻下3寸，距胫骨前缘1横指。

三阴交：在小腿内侧，当足内踝尖上3寸，胫骨内侧缘后方。

丰隆：在小腿前外侧，当外踝尖上8寸，胫骨前肌的外缘。

阴陵泉：在小腿内侧，当胫骨内侧髁下缘与胫骨内侧缘形成的凹陷中。

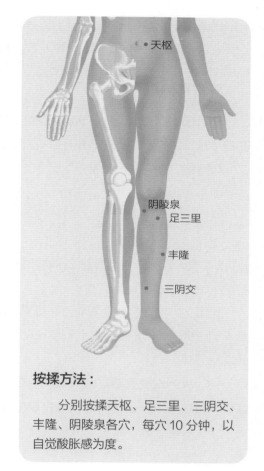

按揉方法：

分别按揉天枢、足三里、三阴交、丰隆、阴陵泉各穴，每穴10分钟，以自觉酸胀感为度。

养生茶饮调胃经，方便又简单

肝郁气滞型

此种类型最为常见。多表现为心情不稳定、易急躁发怒，也容易忧思郁结，影响胃经气血运行，可导致女子面色黄暗、生理周期前乳房胀痛、产后乳汁分泌不畅。

代茶饮：玫瑰茶

方法：将玫瑰9克、香附3克代茶，用开水冲泡反复饮用。

气血亏虚型

先天不足或后天营养不良等会导致气血亏虚，则胃经气血亦会不足，可见女子面色淡白，胸部扁平，或产后乳汁分泌不足。

代茶饮：桂圆红枣茶

方法：将龙眼肉 10 枚、红枣 5 枚，用 500 毫升水煮沸后饮用。

肝胃郁热型

肝气郁结，日久化热，邪热犯胃；或饮食不节，嗜食辛辣，饮食积滞导致肝胃郁热，可见女子鼻红、痤疮、乳房有硬块。

代茶饮：蒲公英山楂茶

方法：将蒲公英 5 克、山楂 5 枚代茶，用开水冲泡反复饮用。

吃好早饭为养胃经的重中之重

早上 7：00—9：00 为辰时，是胃经当令，即胃经气血最旺盛的时辰，也正是人们进食早餐的时间，此时养胃经就要好好吃早餐。那么早餐该如何吃呢？早餐宜吃温热的食物。"内伤脾胃，百病由生"。脾胃在五行中属土，要让土地化生万物，就一定要有适宜的温度。现在很多人喜欢在清晨醒来后饮凉白开以求通便，或喝蔬菜汁，认为这样能直接摄取蔬菜里的营养并清理体内废物，有的人还会喝碳酸饮料。但是，人体气血得热则行，遇寒则凝，晨起时吃喝冷的食物，必定使体内血液凝滞不通，脏器挛缩。因此早餐还是应吃温热的食物。

除了温度外，早餐吃什么也很重要。具体来说，早餐宜食五谷类主食，不宜荤腥。大米粥、燕麦粥、豆浆和芝麻糊等，配少量蔬菜、面包、馒头等为较好的搭配。辰时是人体阳气旺盛的时候，此时吃饭最易消化，再多热量也能吸收，吃得再多也不会肥胖。因此，有些人为了减肥不吃早饭的做法是错误的。

白领女性们为了多睡一会儿，也很少吃早餐，或在车上、路上随便吃点充饥，早餐质量不好，久而久之，就会精神不振、面色无光。很多人将之归罪于前一天晚上睡眠差，殊不知是因为长期没有好好吃早餐。对女性来说，不吃早餐会导致胃经气血不足，进而导致皮肤干燥无光、起皱、色泽晦暗。因此，每天早起一刻钟，给自己准备一顿优质的早餐，也应是每天由内养颜的"必修"功课。

通三焦经，阳气畅通：
不怕冷，不上火

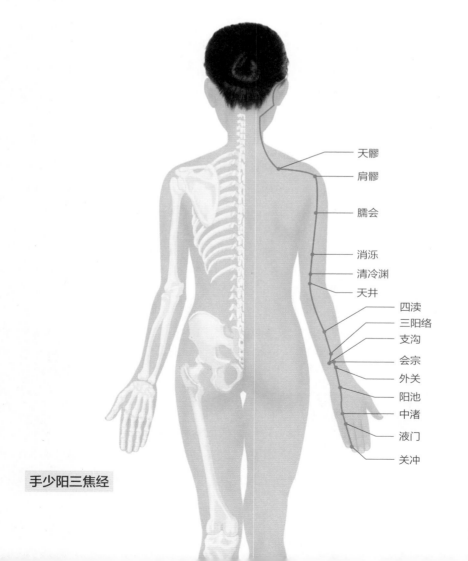

天髎
肩髎
臑会
消泺
清冷渊
天井
四渎
三阳络
支沟
会宗
外关
阳池
中渚
液门
关冲

手少阳三焦经

三焦到底是哪"三焦"

在中医里，三焦非常重要，是上焦、中焦和下焦的合称。上焦包括心、肺；中焦包括脾、胃；下焦包括肾、膀胱、大小肠、女子胞（子宫）等。

《黄帝内经》中说："三焦者，决渎之官，水道出焉。"是告诉我们三焦能通行元气，是水液运行之道。其中，上焦的主要作用是将我们吃进去的食物所化生的水谷精气敷布周身，以滋养全身脏腑组织；中焦主管腐熟水谷，运化精微，以化气血；下焦主分别清浊，排泄尿液与粪便。

三焦关系到饮食水谷受纳、消化吸收与输布排泄的全部气化过程，所以三焦是通行元气、运行水谷的通道，是人体脏腑生理功能的综合。所以说，让三焦经经络通畅，三焦功能正常，是女性美丽与健康的最好保障。

三焦经上共23个穴位，其中13个分布于手臂背面的正中线上，10个在颈、侧头部，首穴关冲，末穴丝竹空。保持三焦经畅通，最简单的方法就是循经按揉或敲击。

建议女性朋友日常多敲一下三焦经，使其通畅；另外，经常敲还能治疗三焦经循经线路上可能引发的其他症状，如耳鸣、头晕、咽痛、胸腹胀闷、小便不利等症。敲三焦经最好在亥时，也就是晚上的9：00—11：00，此时三焦经的气血旺盛程度达到顶峰，按揉时对全身的保健功效最好。

三大要穴最贴女人心

认识了三焦经后，就不能错过三焦经上常用的保健要穴——支沟、阳池、丝竹空。

消除鱼尾纹——按丝竹空

丝竹空是三焦经的终止点穴位，眼角周围易长鱼尾纹、长斑的女性，刺激三焦经便可起到祛斑和减少鱼尾纹的功效。每天坚持用大拇指从眉头沿着眉毛一直按揉到眉梢，然后顺势按揉到太阳穴入发际的位置。沿着眼周这样按一星期，不仅可以祛鱼尾纹，还能明目、舒缓紧张的情绪。眼部皮肤较薄，抹一点儿眼霜，效果更好。

治怕冷症——按阳池

阳池，顾名思义，此穴就像囤聚太阳热量的池子。只要刺激它就能恢复三焦经的功能，从而将热能传达到全身，治手脚冰凉很有效。每天抽时间用中指刺激阳池穴，用力以能承受为宜，两手交替按。不但能祛寒保暖，还能治感冒、气喘、胃肠病、肾功能失调，以及平衡荷尔蒙的分泌。

治便秘、两胁痛、耳鸣、耳聋——按支沟

支沟是三焦经上的火穴，可以宣泄三焦的火气，是肠燥型便秘者的"润滑剂"。每天空闲的时候，按支沟5～10分钟，按揉时要有种酸胀的感觉才好。可以轻松治便秘、两胁部的疼痛以及耳鸣、耳聋等三焦经循经部位的病症。

总之，"经络所过，主治所及"，意思是，按揉调理三焦经所治的病基本上都是经络循行所经部位的病症。三焦经围绕耳朵转了大半圈，所以有耳部疾患，如耳鸣、耳聋、耳痛的患者都可以通过调理三焦经治疗。另外，三焦经从脖子的侧后方下行到肩膀的小肠经的前面，调理三焦经和小肠经可以合治肩膀痛。三焦经又顺肩膀而下行到臂后侧，因此调理三焦经还可治疗肩周炎。

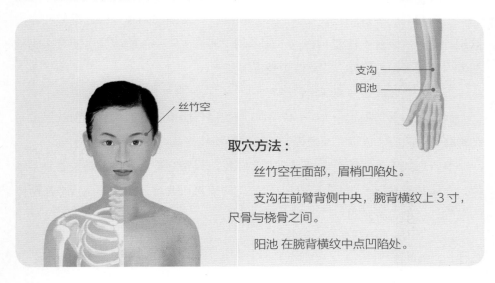

支沟

阳池

丝竹空

取穴方法：

丝竹空在面部，眉梢凹陷处。

支沟在前臂背侧中央，腕背横纹上3寸，尺骨与桡骨之间。

阳池在腕背横纹中点凹陷处。

畅通膀胱经，
阳气十足不生病

膀胱经是女人体内的"清洁工"

膀胱主贮存尿液及排泄尿液，与肾相表里，具有司开合的生理特性。膀胱为人体水液汇聚之所，故称之为"津液之腑""州都之官"。膀胱赖其开合作用，以维持其贮尿和排尿的协调平衡，及时排出体内废液，以排出体内毒素。若膀胱开合作用失常，不能将体内废液排出体外，则会导致体内毒素堆积。

上面我们已经提到过，女性的很多疾病，以及面部问题，都是毒素在体内堆积的结果。因此女性要善待这个体内的"清洁工"——膀胱经，使其顺畅地把体内的毒素排出体外，让女性免受毒害。

那么，女性该如何调理膀胱经呢？

最好在每天下午15：00—17：00膀胱经气血最旺的时候，敲膀胱经或者在膀胱经上刮痧、拔罐、艾灸等，就可以轻松将膀胱经的毒排出去。

很多人找不到膀胱经，其实它非常好找，因为它是女人身上最长的一条经络，上面共有67个（也称67对）穴位。简单来记就是，在我们后背脊柱两侧的穴位，全是膀胱经的穴位。

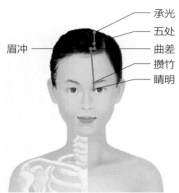

眉冲 —— 承光
五处
曲差
攒竹
睛明

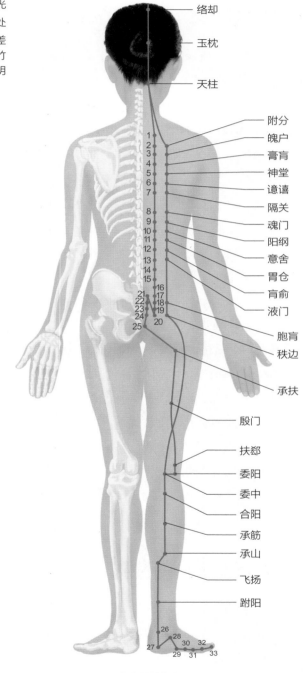

络却
玉枕
天柱

附分
魄户
膏肓
神堂
谚语
隔关
魂门
阳纲
意舍
胃仓
肓俞
液门

胞肓
秩边

承扶

殷门

扶郄
委阳
委中
合阳
承筋
承山
飞扬
跗阳

1. 大杼   21. 上髎
2. 风门   22. 次髎
3. 肺俞   23. 中髎
4. 厥阴俞   24. 下髎
5. 心俞   25. 会阳
6. 督俞   26. 昆仑
7. 膈俞   27. 仆参
8. 肝俞   28. 申脉
9. 胆俞   29. 金门
10. 脾俞   30. 京骨
11. 胃俞   31. 束骨
12. 三焦俞   32. 足通骨
13. 肾俞   33. 至阴
14. 气海俞
15. 大肠俞
16. 关元俞
17. 小肠俞
18. 膀胱俞
19. 中膂俞
20. 白环俞

足太阳膀胱经

调理膀胱经，让你免疫力节节升

先天免疫力差的女性，吃再多的补品都无法改善虚弱的身体，建议从调理膀胱经入手。

为什么要从膀胱经入手呢？因为膀胱经主要位于人体背部，膀胱经上的背俞穴为人体脏腑气血汇聚于背部的地方，与各脏腑直接相关。只有保持这条经络通畅，才能强脏腑而避免外邪乘虚而入，保证人体的免疫力强度，从而少患病。

另外，我们都知道，肾是先天之本。所以，先天免疫力不好，多半与肾脱不了干系。这里我们从调理膀胱经入手，也能激发肾的功能。因为膀胱与肾相表里，膀胱的贮尿、排尿功能全靠肾的固摄和气化功能才能实现。所以保养膀胱经，也就激发了肾脏的功能。

那么，我们该如何保养膀胱经呢？首先是好好吃饭（不偏食、不节食、不乱吃），好好睡觉（尤其是"子午觉"）。其次，就是在下午申时（15：00—17：00）敲膀胱经。用小保健锤，每天敲后背脊柱两边膀胱经的循经路线，敲的时候可以稍用力，这样才能很好地刺激到膀胱经的穴位，从而达到畅通经络的目的。膀胱经位于腿上的部分也很重要，同样可以敲，不方便敲就坐下来用手揉捏，只要能充分刺激它就行。

最后提醒大家，在申时（15：00—17：00）多喝水，也是保养膀胱经、促其排毒的好方法。需要注意的是，不能憋尿。女性长期憋尿不仅会影响膀胱功能，而且容易造成尿路感染、痛经，严重者还会引起不孕症。

与膀胱经有关的病

《黄帝内经》中认为："是动则病冲头痛，目似脱，项如拔，脊痛腰似折，髀不可以曲，腘如结，踹（腨）如裂，是为踝厥。"

简单解释一下这里膀胱经的相关病症：

第一，"冲头痛"。膀胱经是从睛明穴往上走，几乎绕整个头部一圈。如果是前额头痛，则与胃经有关；如果整个后脑部位痛，那就是膀胱经的问题。

第二，"目似脱"。目痛、迎风流泪等目疾。

第三，"项似拔"。后脖颈僵硬、活动困难。

第四，"脊痛，腰似折，髀不可以曲"。膀胱经沿脊柱两侧下行至臀部后侧，因此背部酸痛、腰部痛如折断、大腿部不可以弯曲的症状都属于膀胱经的症候。

第五，"腘如结，踹如裂，是谓踝厥"。膀胱经沿臀部后侧经腘窝、小腿后侧、下行足外侧至第五小趾外侧，因此腘窝疼痛僵硬、小腿痛、抽筋、足外侧痛等都是膀胱经的病候。

膀胱经上最有效的保健穴位

委中：小便红黄，味道重，每天用力按揉委中穴 20 分钟，配合多喝白开水，三天症状即可改善。

昆仑：颈椎疼痛和落枕的患者，每天按揉昆仑穴 30 分钟，可缓解疼痛。

束骨：便秘、患有痔疮的女性，每天按揉束骨穴 30 分钟，可以通便，防止痔疮的生成和发展。

至阴：女性白带多、色黄，可以每天用力按揉至阴穴 20 分钟，三天后白带即可减少，颜色变淡。坚持按一周，白带恢复正常的颜色和流量。另外，按摩至阴穴还有催产的作用。

足通谷：女性头发早白，额头长痘痘，每天用力掐揉足通谷穴 10 分钟，坚持 1 个月，便能看到令人惊喜的效果。

肝俞：调和全身气血，调理内分泌，提高新陈代谢功能，避免面部斑点产生。

胃俞：调整胃肠运动，强健胃的机能。

脾俞：健脾益胃，促进慢性胃炎患者的食欲。

肺俞：对解除支气管痉挛、改善气道阻力、调理支气管哮喘有良好的效果。

取穴方法：

　　肺俞：在上背部，第三胸椎棘突下，后正中线旁开1.5寸。

　　肝俞：在背部，当第九胸椎棘突下，旁开1.5寸。

　　脾俞：在背部，当第十一胸椎棘突下，旁开1.5寸。

　　胃俞：在背部，当第十二胸椎棘突下，旁开1.5寸。

　　委中：在膝盖后方腘横纹的正中点。

　　昆仑：在足部外脚踝后方，外踝尖与跟腱之间凹陷处。

　　束骨：在足背外侧，第五跖骨粗隆的前下方，赤白肉际处。

　　至阴：在足小趾末节外侧，距趾甲根角侧后方0.1寸。

　　足通谷：在足外侧，第五跖趾关节的远端，赤白肉际处。

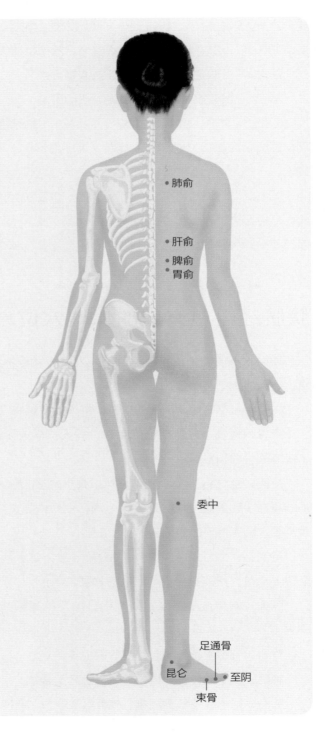

肺俞

肝俞
脾俞
胃俞

委中

足通骨
昆仑
　　至阴
束骨

第四章

呵护女人的
"秘密花园"，
做甜蜜女人

　　有人曾比喻：女性身体里有两座花园，一座"表象花园"
是脸，另一个是更重要的"秘密花园"——卵巢。它深藏于女
性盆腔深处，承担着分泌雌激素、孕激素、雄性激素及排卵的
重任。卵巢的正常运转，让女人有保持凹凸有致的身材、红润
光亮的脸庞，以及繁衍生息的能力。如果女人没有呵护好这个
"秘密花园"，美丽将会大打折扣。

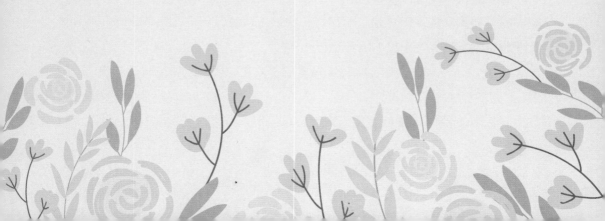

呵护卵巢，
创造不老神话

卵巢，掌握着你享受做女人的权力

女人的水润皮肤、年轻气色，甚至一举一动间的女人味都与卵巢内分泌系统的功能息息相关！因为它是分泌雌激素的重要内分泌器官。它产生成熟的卵子，并分泌多种激素，如雌激素、孕激素等。

女孩子到了青春期（9～18岁），卵巢开始发育，12岁左右女性卵巢发育成熟，开始有了月经，每个月排出一个卵子，产生足量的雌激素。随后，女性表现出了第二性征，如体态丰腴、乳房隆起、臀部浑圆、肩窄臀宽、嗓音尖细逐渐呈现。

20～35岁是卵巢功能最旺盛的阶段，所以，此时的女性鲜活、漂亮、迷人。女性若出现月经不调，则是卵巢功能早衰的标志。

女人到35岁以后，卵巢功能就开始逐渐衰退，但此时并不明显；到了40岁左右，卵巢功能下降加快，可出现一些面部皱纹、色斑；到了50岁以后，女性卵巢功能下降得更快了，雌激素分泌减少。

50岁以后，女性体内含雌激素受体的400多个部位，如皮肤、黏膜、骨骼、内脏、肌肉、血管、神经，就会出现衰老的症状。在雌性激素大量下降的过程中，全身的器官都会发出"急救信号"，如潮热、出汗、胸闷气短、头昏脑涨、记忆力减退、失眠、易怒、骨质疏松等症状。这就是通常所说的更年期综合征。

女性进入更年期后，随着身体内部的变化，女性的容颜大减，皮肤变得粗糙、干燥、松弛，皱纹增多，老年斑逐渐增多，眼睛无神，声音苍老。

由此可见，卵巢分泌的激素维持着女性内分泌系统平衡，保持女性魅力。比如雌激素能使皮肤富有弹性，乳房丰挺；还维护了阴道的弹性与润滑……女人在这些激素的滋养下，皮肤光洁、骨骼挺拔、声音娇柔、生活"性福"。所以女性若想永葆青春靓丽的风姿，必须精心呵护卵巢，早早开始调养，合理地补充雌激素，稳定卵巢功能，延缓衰老到达的速度！

改变生活方式，避免卵巢早衰

生活节奏的加快、工作强度的增大，以及过度紧张、生活压力大等，都会加速卵巢功能的早衰，使女性过早地跨入衰老的行列，最明显的症状就是月经不调。月经不调是卵巢功能衰退最早的标志。如果职业女性经常出现月经提前、错后，经量过多、过少，经血颜色呈紫黑或淡红，经血浓稠或稀薄等，就表明你的卵巢功能开始衰退，性激素分泌失调了。

改变生活习惯，是避免卵巢早衰最有效的方法。下面为女性朋友提出以下几点生活建议。

学会自我解压。女性长期处于压力大、精神紧张的情绪下，会引起体内激素水平失调。解压方法很多，可以找人倾诉，一吐为快；也可以通过听音乐、外出旅游等，来及时宣泄不良情绪。

做到起居有常、睡眠充足、劳逸结合，培养广泛的兴趣爱好，工作之余养花植树、欣赏音乐、练习书法、绘画、打球等，可以怡人情志、调和气血，利于健康。

多吃新鲜蔬菜、鱼虾、木耳、薯类及苹果、柑橘等富含维生素和纤维素的食物。

银耳，延缓卵巢衰退的功臣

20～35岁的女性，卵巢功能最旺盛，所以看上去年轻、漂亮，有活力。到了更年期后，随着卵巢功能的衰退，常表现为易疲劳、皮肤老化、皱纹、色斑增多、体态臃肿等更年期症状。

延缓卵巢功能的衰退，要注意营养的补充与均衡，做到生活有规律，并且要适当进行体育锻炼，定期做健康检查。

下面，我为大家介绍一款常用的保养卵巢的药膳方。这个方子效果不错，感兴趣的女性，不妨尝试一下。

做法很简单：取银耳5～10克，粳米100克，红枣3～5枚，冰糖适量。先将银耳用清水浸泡半小时；然后用粳米、红枣煮粥，待粥煮至快熟时加入泡涨洗净的银耳，用适量冰糖调味食用。

银耳被人们誉为"菌中之冠"，既是名贵的营养滋补佳品，又是扶正强壮之补药。历代皇家贵族将银耳看作是"延年益寿之品""长生不老良药"。银耳含有多种人体必需的氨基酸、蛋白质、脂肪、肝糖、矿物质及维生素，长期食用有美容、嫩肤、滋阴保肝、增强机体免疫力的作用，对延缓卵巢功能的衰退也非常有效。

吃完粥后，再配合按一下中脘、关元，见效更快。中医认为，刺激这两个穴位，能带动对脑垂体、卵巢的刺激作用。每天坚持按摩，有助于保养卵巢。

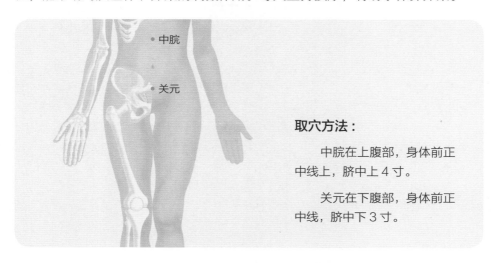

取穴方法：

中脘在上腹部，身体前正中线上，脐中上4寸。

关元在下腹部，身体前正中线，脐中下3寸。

流产与卵巢激素水平低有关

女性性激素指雌激素和孕激素，它们主要由卵巢分泌。雌激素的作用主要是促使女性生殖器官和乳房的发育，而孕激素则是在雌激素作用的基础上，进一步促进它们的发育，为妊娠准备条件，两者之间具有协同作用。雌激素和孕激素出现问题，都会影响怀孕，即使怀孕，也会发生流产、早产的现象，使女人失去生育宝宝的能力。

举个例子来说，子宫是土壤，胚胎是种子，那么，雌激素和孕激素就相当于土壤中的肥料。所以，孕早期一旦孕妇雌激素、孕激素分泌不足，发生流产的概率就会增加。

现在很多人都不明白，为什么以前女性怀孕时，干重活都没事，而现在的女性怀孕走路多一点儿，就会流产。其实，这多半与自身的雌激素和孕激素水平低有关。

所以，我建议卵巢功能不好、有过流产史的女性，在怀孕之前，一定要把自己的身体调理好。

女性保养卵巢功能，调理雌激素、孕激素的分泌不足，须注意以下几点：

第一，要保持良好的心情。因为情绪紧张、过度忧虑，都会引起体内雌激素水平的变化。

第二，多运动。运动有助于女性气血循环，提高免疫力，为孕育打下坚实的基础。

第三，注意饮食。要多吃卷心菜、花菜、葵花子油、芝麻油等富含维生素 E 的食品和富含维生素 B_2 的动物内脏、蛋类、奶类及豆制品，以及富含维生素 B_6 的谷类、瘦肉等。

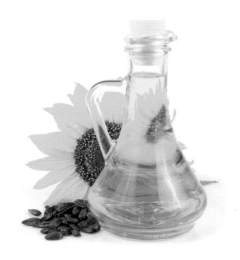

缺什么补什么，
"花园"需要天然的激素来灌溉

在女性的体内有 400 多个部位都含有雌激素受体，例如子宫、阴道、乳房、盆腔，以及皮肤、膀胱、尿道、骨骼和大脑等。

我们经常听到"女大十八变，越变越好看"这种说法，其实，女人在这个变化的过程中，雌激素所起的作用是不容忽视的。相反，在女性进入更年期以后，随着雌激素的大量减少，这 400 多处雌激素受体所在的组织、器官、系统也都会逐渐衰老，如子宫、外阴、阴道、乳房等器官出现萎缩；皮肤明显缺少弹性和光泽、变皱、渐现各种色素沉着；毛发变得干枯和灰白；等等。可以感受到的是，外阴干涩、瘙痒，大笑、蹦跳时出现漏尿，皮肤干、易痒，等等。从病理上看，雌激素水平低已威胁到内科、骨科、精神科、眼科、口腔科和外科等各个方面。

由此可见，女性调理雌激素非常重要，不但能美容，延缓衰老，还能治病防病。但是，如果你的雌激素水平非常低，以致出现明显衰老病症时，切不可自行调理，为了不影响身体的正常功能，一定要在医生的安排下，尽快用药。

缺乏雌激素那咱们就补充雌激素，只有这个办法才能让卵巢避免过早萎缩，提高生活质量。特别提醒：我这里说的补充激素是指天然的激素！得过甲亢的人都知道人工激素是多么可怕，服用它的时候你的皮肤真的是超好，但是一旦停用，衰老的速度会加倍，而且它还能使中风、心脏病和乳腺癌的患病风险增加。而天然的激素是从食物或者药材里取得的，按照中医"药食同源"的补养方式，从内部延缓卵巢的衰老与萎缩，所以，服用一定的药材或食品对于卵巢保养真的是既安全又有效。

我们来掰手指数一数：石榴、黄豆、花粉、小茴香、西洋参、蜂王浆、鸡等都含有雌激素。但是太年轻的女孩不要过早地去刻意吃这些东西，以免出现"性早熟"。

前面我说的是服用人工雌激素过量会增加患乳腺癌的风险。像石榴、黄豆、花粉、小茴香、西洋参、蜂王浆、鸡……这些含有天然激素的东西，即使你每天都吃，这些食物里面的雌激素含量还是不至致病的。所以说吃这些食物会导致乳腺癌是不太可能的。记住，没有垃圾食品，只有垃圾吃法！

"红莲猪蹄"，补充雌激素最有效的食疗方

从中医的角度来说，"红莲猪蹄汤"是一款最经济实惠、可补充雌激素的食疗方，特别适合雌激素偏低的女性长期食用。

做法很简单，取红皮花生250克，红枣150克，莲子肉250克，猪蹄3～4个。先将猪蹄去毛洗净，放入锅中，加入1500～2000毫升水，用小火熬3小时；然后将花生、红枣和莲子肉放进去，再煮1小时即可。每天早晨和临睡前空腹喝1小碗。

此外，膝关节上的血海，踝关节上的三阴交，踝关节旁边的复溜、照海，足底的涌泉，下腹部的神阙、气海、关元等穴位，经常按也能促进女性内分泌和生殖系统功能的改善，是不花钱的卵巢保养良方。每天用食指在这些穴位上点按两三次，每次20分钟即可。

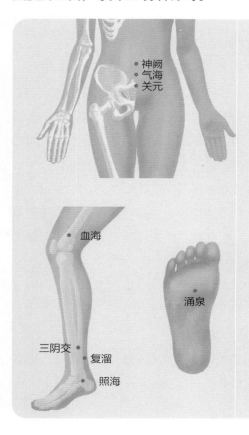

取穴方法：

神阙在上腹部，脐中央。

气海在下腹部，身体前正中线，脐中下1.5寸。

关元在下腹部，身体前正中线，脐中下3寸。

血海在股前内侧，髌底内侧端上2寸，股内侧肌隆起处。

三阴交在小腿内侧，内脚踝凸出处上3寸，胫骨内侧缘后方。

复溜在小腿内侧，内踝尖上2寸，跟腱的前方。

照海在足内侧，内踝尖下1寸，内踝下缘边际凹陷中。

涌泉在足底部，蜷足时足心最凹陷处。

药膳调理多囊卵巢综合征

多囊卵巢综合征，是以内分泌紊乱、卵巢排卵异常为主要表现的疾病。其综合症状表现为无排卵、闭经或月经异常、不孕、肥胖、多毛和卵巢多囊性增大等。

多囊卵巢综合征，最显著的症状是无排卵。无排卵，自然会导致不孕。无排卵，意味着卵巢只分泌雌激素和雄激素，而不分泌孕激素。这样子宫内膜在长期受雌激素作用的同时，得不到孕激素相辅，就会发生子宫内膜增生过快，甚至癌变的现象。

在西医中，没有根治多囊卵巢综合征的药物，只能暂时控制病情。所以，我建议患此症的女性，要配合中药进行治疗，通过辨证施治，从根本上入手，对症用药，才能改善病情。

中医认为，多囊卵巢综合征与机体的肝气郁结、脾肾亏虚、阴阳失调、气血不足、瘀血阻滞、痰湿内停等致病因素有关。可分以下几种：

气血不足

气血不足导致多囊卵巢综合征的临床表现：

面色萎黄，形体瘦弱，头晕目眩，少气懒言，乏力自汗，心悸失眠，闭经或崩漏，纳呆便溏，舌淡周边有齿痕，脉细弱。

推荐：健脾益气、养血生血、助孕良方——归芪生姜炖羊肉。取当归、黄芪各30克，生姜65克，羊肉250克。将羊肉切块，生姜切丝，当归、黄芪用纱布包好，一同放入砂锅内加入适量水，炖至熟烂，去药渣，调味服食。每天1次，每月连服3~5天。

肝郁化火

肝郁化火导致多囊卵巢综合征的临床表现：

形壮体胖，面目红赤，痤疮丛生，烦躁易怒，头痛眩晕，胸胁胀痛，失眠多梦，口干口苦，闭经，大便干结，舌红苔黄，脉弦数。

推荐：清肝泻火，佐以理气——枣仁煎百合。取鲜百合 500 克，酸枣仁 15 克。将鲜百合用清水浸泡 24 小时，取出洗干净。然后将炒好的枣仁加适量水，煎后去渣，入百合煮熟即成。每日 2 次，吃百合喝汤，每次 1 小碗。

痰湿阻滞

痰湿阻滞导致多囊卵巢综合征的临床表现：

形体肥胖，倦怠懒动，胸闷气短，脘痞纳呆，毛发偏多，大便秘结，闭经不孕，白带量多，或见腹中包块，按之疼痛，舌体胖大，舌边有齿痕，或舌质紫暗，舌苔厚腻，脉滑。

推荐：燥湿化痰，益气健脾——苍术粳米粥。取苍术 30 克，粳米 30~60 克。先将苍术水煎去渣取汁，再入粳米煮粥，每日 1 次。可连续服食数次。

痰瘀互结

痰瘀互结导致多囊卵巢综合征的临床表现：

形体肥胖，面色偏暗，毛发浓密，胸脘满闷，倦怠乏力，多懒动，头晕目眩，白带量多，闭经不孕，或月经量多，经期提前，少腹作痛，舌体胖大，舌质紫暗或有瘀斑，苔厚腻，脉沉细。

推荐：活血祛瘀，温经化痰——少腹逐瘀汤（加减）。取小茴香、干姜、没药各 5 克，肉桂 3 克，延胡索、当归、赤芍、茯苓各 15 克，川芎、生蒲黄、五灵脂各 10 克，陈皮、半夏各 10 克。将以上各药放入砂锅中，加水稍没过药材，浸泡 3 个小时；然后用大火煮开，再改小火熬两个小时，去药渣饮汁。每天早、晚各饮一中碗。连服四剂效果显著。

肾阳虚

肾阳虚导致多囊卵巢综合征的临床表现：

腰膝酸软而痛，畏寒肢冷，双下肢为甚，懒动乏力，面色偏暗，月经量少色淡或闭经不孕，性欲冷淡，白带清稀，小便频数，大便时稀，舌淡胖，苔白腻，脉沉细。

推荐：温补肾阳——羊肉粳米粥。取新鲜精羊肉50~80克，粳米适量。将羊肉洗净，切成丁，同粳米煮粥食用。常食效果好。

肾阴虚

肾阴虚导致多囊卵巢综合征的临床表现：

腰膝酸软，眩晕耳鸣，失眠多梦，手足心热，咽干颧红，月经量少或闭经，或见月经先期，淋漓不尽，小便短赤，大便干结，舌红少津，苔少或光剥，脉细数。

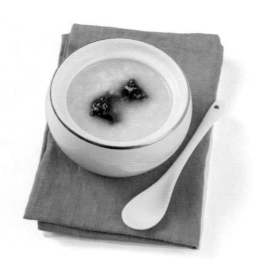

推荐：滋补肾阴——海参粥。取水发海参（切碎）50克，粳米100克。同煮成粥，加少许葱、姜、食盐调味即可。

脾肾阳虚

脾肾阳虚症导致多囊卵巢综合征的临床表现：

形体肥胖，面色苍白，头昏乏力，懒动，畏寒肢冷，腰腹或下肢冷痛，小便短赤，大便溏泻，闭经不孕，舌淡苔白，脉沉细。

推荐：健脾温肾——荔枝莲子粥。取荔枝肉50克，莲子、山药各10克，大米适量。按常法煮粥食用，每晚1剂。

最后，提醒多囊卵巢综合征患者，日常饮食宜清淡，避免辛辣刺激的食物，避免甜食、海鲜等。

站桩，多囊卵巢综合征患者的运动良医

多囊卵巢综合征患者通过适当的运动有助于调节内分泌功能。

下面我为患有多囊卵巢综合征的女性提供一种可以作为日常保健的运动疗法——站桩。每天抽时间练习，坚持练一段时间，对补气血、调理内分泌有很好的功效。

准备：排空大小便，松开衣扣、腰带；抖擞肩膀，放松地前后转一转。

注意：此动作在饮前、饭后一小时内不宜练习。

具体操作：

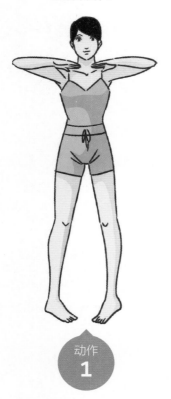

动作 1

脚：站立，将双脚摆出内"八"字形，脚跟比肩稍宽一些，双手掌心朝下抬至胸前。

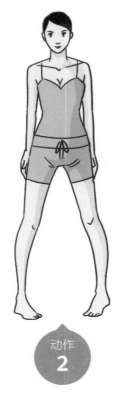

动作 2

头：头要正，下颏微收，百会上领。口微闭，舌抵上腭，神情平静。目光平视，自然呼吸，全身放松，使周身上下气机平衡、和畅。

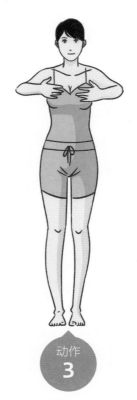

动作 3

手：两臂抬起，臂与身体呈半圆形，手指自然舒张，手中似有气球，两手将其捧住、抱住，双臂上下移动，上不过肩，下不过脐。

121

饮食对症调理卵巢囊肿

卵巢囊肿是女性生殖器常见肿瘤中的一种，各种年龄均可患病，但以20~50岁的女性最为多见。卵巢囊肿在临床上多表现为小腹疼痛、不适、白带增多、色黄、异味、月经失常、腹内肿块等。当囊肿影响到激素分泌时，可能出现诸如阴道不规则出血或体毛增多等症状。当囊肿发生扭转时，则有可能出现严重腹痛腹胀、呼吸困难、食欲降低、恶心及发热等。较大的囊肿会对膀胱附近造成压迫，引起尿频和排尿困难。卵巢囊肿属中医的"症瘕"范畴，主要与气滞血瘀、气虚血瘀、痰湿内阻等因素有关。

气滞血瘀

气滞血瘀卵巢囊肿患者的表现：

月经不调，痛经，经前痛经严重，伴下腹刺痛拒按，经血中有血块，血块流出后疼痛减轻。

推荐：活血散瘀，健脾补血——木耳山楂红糖饮。取黑木耳50克，山楂100克，红糖30克。先将山楂去核，洗净放入锅中，锅中加水500毫升，水煎至山楂软烂；然后，去渣留汁，放入泡发的黑木耳，用小火煨烂，调入适量红糖即可。此量为5天量，每天服两三次。连服两三周可见效。

气虚血瘀

气虚血瘀卵巢囊肿患者的表现：

气短懒言，神疲体倦、乏力，动则益甚；下腹隐痛喜按，月经后期量少，舌淡暗，边有齿印，脉细涩。

推荐：补气健脾，活血化瘀——桃仁山药母鸡汤。取核桃仁30克，山药40克，母鸡1只，水发香菇、笋片、火腿片各25克，鲜汤（大骨头汤）1000毫升，黄酒、盐各适量。将核桃仁洗净，山药去皮切薄片备用；母鸡去内脏洗净放入锅中用沸水焯去血秽，取出放在汤碗内，加黄酒、盐各适量，倒入鲜汤；将核桃仁、山药、香菇、笋片和火腿片摆在鸡表面，上笼蒸2小时左右，待母鸡酥烂时取出食用。

痰湿内阻

痰湿内阻卵巢囊肿患者的表现：

下腹包块时痛，按之柔软，带下量多，色白、质黏腻，胸脘痞闷，舌苔白腻，脉细濡或沉滑。

推荐：健脾祛湿，理气化痰——花胶薏米菱角粥。取花胶（鱼肚）150克，生薏米100克，菱角500克，盐少许。将上述材料分别用清水洗净；菱角去壳取肉，花胶用清水浸透发开并切块；砂锅内加适量清水，用大火煮沸后放入以上各料，再煮沸后，改小火熬至米熟，用盐调味即可食用。

另外，患卵巢囊肿的女性，除了以上的对症食疗外，在饮食上，宜食常见的具有抗肿瘤作用的食物，如鳖、香菇、山楂等；患者有出血症状时，宜吃羊血、荠菜、藕、蘑菇、柿饼；出现感染时，宜吃鲤鱼、芹菜、芝麻、荞麦、油菜、香椿、赤小豆、绿豆；伴有腹痛、腹胀时，宜吃猪腰、杨梅、山楂、橘饼、核桃、栗子。

忌烟、酒以及肥腻、油煎、腌制食品。忌葱、蒜、辣椒、桂皮等刺激性食物。忌羊肉、狗肉、韭菜、胡椒等温热动血的食物。

穴位按摩，防治卵巢囊肿

中医认为，卵巢囊肿的形成多与正气虚弱、血气失调有关。治疗应以理气、活血、化瘀为主。

我们通过按摩穴位就可以达到理气、活血、化瘀的作用，有效防治卵巢囊肿。膝关节上的血海，踝关节上的三阴交，踝关节旁边的太溪、照海，足底的涌泉，足面的太冲，下腹部的关元、气海、归来等穴位都是我们防治卵巢囊肿的重要穴位。血海、三阴交可补血活血，太溪、照海、涌泉滋阴补肾，太冲疏肝理气，关元、气海、归来补益正气。操作方法简单，用食指或拇指在这些穴位上按揉，每穴5分钟，每天两三次，就可理气、活血、化瘀，促进女性内分泌和生殖系统功能的改善，有效防治卵巢囊肿。

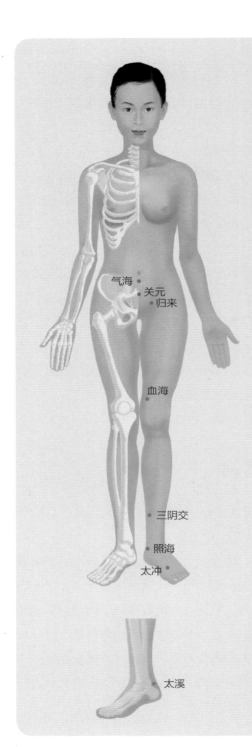

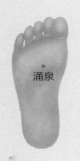

涌泉

取穴方法：

　　血海在股前内侧，髌底内侧端上2寸，股内侧肌隆起处。

　　三阴交在小腿内侧，当足内踝尖上3寸，胫骨内侧缘后方。

　　太溪在足内侧，内踝后方，当内踝尖与跟腱之间的凹陷处。

　　照海在足内侧，内踝尖下1寸，内踝下缘边际凹陷中。

　　涌泉在足底部，蜷足时足心最凹陷处。

　　太冲在足背侧，第一、二跖骨间，跖骨底结合部前方凹陷处。

　　关元在下腹部，前正中线上，当脐中下3寸。

　　气海在下腹部，前正中线上，当脐中下1.5寸。

　　归来在下腹部，当脐中下4寸，距前正中线2寸。

动动腰腿，不花钱的卵巢"保养方"

通过本章的介绍，相信很多女性朋友已经掌握了判断卵巢功能是否正常的方法。

下面，再为大家介绍一套保养卵巢的动作。

具体动作：

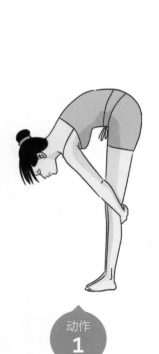 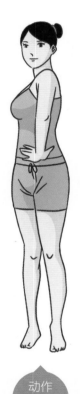 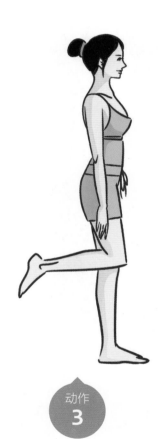

动作 1

动作 2

动作 3

向前弯腰：弯腰，双手抱住小腿。反复做5~10次。可促进卵巢中激素的正常分泌；另外，还可以促进气血循环，防治各种妇科疾病，消除紧张情绪。

扭腰：直立，双手叉腰，左右来回扭动。每扭到一侧时保持5秒，注意一边扭一边吐气。左右各扭10~20次。此动作可以消除卵巢中偶尔出现的滤泡囊肿组织，缓解不良坐姿引起的腹部胀痛。

脚跟触臀：直立，边吐气，边将右脚跟与臀部接触。两腿交替进行，反复做10~15次。此动作有利于修复卵巢排卵后的创伤性劳损，促进气血循环，缓解经期水肿，按摩大小肠和子宫，消除便秘。

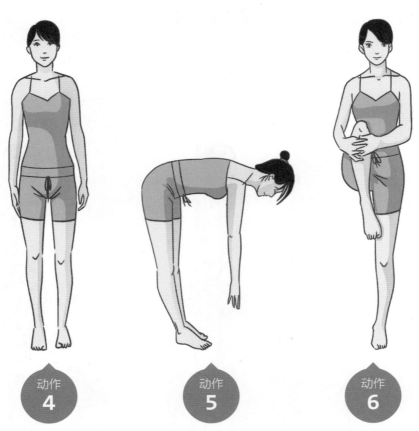

动作
4

放松腰肌：直立，双手放于体侧，边吐气，边将腿部两侧肌肉和腰肌放松，保持10秒。此动作能够加强整个盆腔的气血循环，可避免盆腔局部长时间充血给卵巢带来的压迫。

动作
5

拱腰：直立，吸气，收腹，双手自然下垂，拱起腰部，保持5秒；然后再吐气，头部抬起，腰部下压。此动作可按摩腹内器官，改善新陈代谢，促进卵巢内毒素的排出。

动作
6

吸气双手抱紧右腿：直立，吸气，双手抱紧右腿，挤压右侧腹部，保持10秒，吐气。右侧动作完成后，再换成左侧。此动作可按摩腹部内脏器官，促进腹部的气血循环，有温补子宫、卵巢的作用。

枸杞子红枣鸡蛋汤，给卵巢多一些关爱

卵巢早衰是女性青春期后在 40 岁前发生闭经、卵巢萎缩、体内雌激素水平偏低的现象，伴有不同程度的一系列低雌激素症状，如潮热多汗、面部潮红、性欲低下等。多因肾虚引起，常见病机是肝肾不足、脾肾亏虚。卵巢早衰是有先兆的，发病前多出现月经减少、月经稀发、闭经的变化过程。

卵巢保养好，女人才年轻

邢女士虽只有 30 多岁，可容颜看着却像 40 多岁。一次，她在一份医学杂志上了解到：卵巢保养得好，女人才显得年轻。如果卵巢功能不好则会影响女性雌激素的分泌，从而影响女性的肤质、肤色。然后她赶紧来找中医咨询，中医给她开了个保养卵巢的食疗方：枸杞子红枣鸡蛋汤。

枸杞子、红枣，补气养血抗衰老

枸杞子具有滋补肝肾、延衰抗老的功效，可改善女性的体质；而红枣有补气养血的功效，二者结合再配上鸡蛋，对卵巢的保养是很有好处的。

如何选购优质枸杞子

选购枸杞子要一看、二闻、三尝。

一看色泽，要选略带紫色的。至于形状，一般不需要太挑剔，那只是品种上的差异。二闻气味，没有异味和刺激的感觉就可以选择。三尝枸杞子，如口感甜润，无苦味、涩味，则为正品。用碱水处理过的枸杞子有苦涩感。

枸杞子红枣鸡蛋汤做法如下：取枸杞子 30 克，红枣 10 颗，2 个鸡蛋。将枸杞子洗净，沥干水分；红枣洗净去核，与枸杞子一起放进砂锅里；锅内倒入适量清水，等水烧开后，将鸡蛋打散，淋入煮熟，调味即可。这款粥可保养卵巢，防止早衰。

呵护女人"圣地"，干干净净享受爱情

阴道紧缩，让"性"福不请自来

如今，部分女性在生孩子的时候拒绝自然分娩，而选择剖宫产。这其中有两个比较常见的原因，一个是怕疼，一个是怕分娩后会出现阴道松弛的现象。

据医学研究表明，阴道是一个扩张性很强的筒状器官，自然分娩时，胎儿从阴道娩出，虽然会挤压阴道造成一定的松弛，但并不会影响性生活。而且阴道松弛多半与年龄的增长、机体功能的减退有关，不会因生育一胎、二胎而加重。

由此可见，女性可以放心地选用阴道分娩。即使在生产后，阴道会出现轻微的松弛，你也不用担心。只要坚持做下面的"阴道紧缩法"，用不了多久就能还你紧实、富有弹性的阴道。

下面为大家介绍两种简单、见效快、无副作用的阴道紧缩法。

第一种方法：仰卧，手指插入阴道，全身放松。收缩阴道肌肉，吸气，收缩时间3秒钟；呼气放松肌肉，持续3秒钟，反复几次。拿出手指，接着做上面的收缩与放松肌肉的动作，时间可持续5~10秒钟。持续练习6周，即可见效。

第二种方法：仰卧，身体放松，躺在床上做提肛动作。注意：双腿、臀部、腹肌不能用力，要将所有的力都集中在阴道、尿道上。每天做1~2次，每次10分钟。坚持练6~8周，阴道可恢复紧绷，并且阴道的敏感度也会增加。

以上两种方法，只要坚持练下去，就会让阴道变得紧实有弹性，另外，还有助于改善女人面部的肤色，对消除色斑、痘痘都有明显的效果。经常练习阴道收缩法，即使选择自然分娩，阴道的恢复能力也会很强，也能使阴道像未生孩子前一样紧实。

方剂调阴痒，给你特殊的爱

阴痒，是指妇女外阴或阴道中瘙痒的症状，阴痒波及肛门周围，使人痒痛难忍，坐卧不宁，又叫"阴门瘙痒"。阴痒患者常伴有不同程度的白带增多等症。

中医认为，阴痒可分为虚、实两个方面。

虚证，由肝肾阴虚、精血亏损、外阴失养而致阴痒；

实证，由肝经湿热下注，带下浸渍阴部，或湿热生虫，虫蚀阴中所致。

从虚实两个方面，可分成以下三种类型：肝肾阴虚、肝经湿热、湿虫滋生。治疗时，须根据瘙痒的情况，以及带下的量、色、质、气味以及全身症状进行辨证施治。

肝肾阴虚

病因分析：此类型的阴痒多发于素体阴虚者，或患重病、久病不起，耗伤精血，造成肝肾阴虚者。肝经从阴部经过，肾主二阴，出现肝肾阴虚，精血不足，阴户必然会失去精血的濡养，或血虚生风化燥，而发为阴痒。

症状表现：阴部皮肤变白、增厚或萎缩，甚至皲裂、干涩、灼热，白带不多，色赤白相兼，夜间瘙痒严重。

治疗方——知柏地黄汤

做法：黄柏10克，茯苓、山药、火麻仁各30克，牡丹皮、知母、泽泻、山茱萸、乌梢蛇、生地黄、白芍各15克，何首乌20克。水煎服。

功效：滋阴泻火，祛风止痒。

药方出处：吴谦《医宗金鉴》。

肝经湿热

病因分析：抑郁、过怒，以及情绪不稳定者易患此型阴痒。因为怒伤肝，肝气郁结化热，肝气犯脾，脾虚不运化水湿，导致湿热共损任带，故带下量多，长时间浸渍在外阴部，引发痒痛。

症状表现：阴部灼痛，白带多，色黄如脓，稠黏臭秽，头晕目眩，口苦咽干，心烦不宁等。

治疗方——龙胆泻肝汤

做法：龙胆草、生甘草各6克，泽泻12克，黄芩、山栀子、木通、车前子各9克，当归8克，生地黄20克，柴胡10克。作水剂煎服，根据病情轻重决定用药剂量。也可制成丸剂，每次服6～9克，一日二次，温开水送下。

功效：泻肝清热，除湿止痒。

药方出处：《医方集解》引《太平惠民和剂局方》。

湿虫滋生

病因分析：多发于脾虚患者，脾虚不运化水湿，湿盛化热，湿热损任带，且蕴积生虫；或因不注意外阴清洁，长期居住在潮湿阴暗之地，湿虫滋生，虫蚀阴中，都可导致阴痒。

症状表现：阴部瘙痒，如虫行状，甚至奇痒难忍，灼热疼痛，白带量多，色黄如泡沫状，或如豆渣状，臭秽。

治疗方——萆薢渗湿汤加白头翁、苦参、防风。

做法：萆薢15克，薏米、赤苓、滑石各30克，牡丹皮、泽泻、通草、黄柏各12克。水煎服。

功效：调补肝肾，滋阴降火。

药方出处：《疡科心得集·补遗》。

薏米贴蠡沟，阴痒立消

《黄帝内经》中说："足厥阴之别，名曰蠡沟，去内踝五寸，别走少阳；其别者，径胫上睾，结于茎。其病气逆则睾肿卒疝，实则挺长，虚则暴痒，取之所别也。"意思是说，足厥阴肝经在蠡沟穴处分出一条分支来，这条分支沿腿部上行，最后到达阴部。这条经络的经气过多，阴部就会生热；相反，经气过少时，就会出现阴痒。

由此可见，阴痒也可能是足厥阴肝经上蠡沟穴主管的分支经气不足了，所以治疗阴痒，要找到蠡沟穴，把分支经脉上的气血补足就可以了。

蠡沟穴，是治瘙痒病的要穴，对女性阴痒等湿热病尤其有效。薏米，具有健脾渗湿的功效。用薏米外敷蠡沟，能把其清利湿热的功效发挥得淋漓尽致。

具体做法：每天晚上临睡前，先取薏米 2~3 粒，将其捣碎备用；接着用热水泡脚，泡完脚后按蠡沟穴 10 分钟，目的是激活此穴的分支经络；最后，把薏米粉敷在蠡沟穴上，用医用胶布固定好，第二天早晨取下即可。坚持用 2~3 天，阴痒症状就会消失。

与外敷疗法相配合，女性还可以在每天晚上临睡前，用葱白 50 克，花椒 50 粒，放入锅中加入适量水煮开，待水温适中时，将水倒入消过毒的盆中，洗外阴。每日 1 次，具有杀菌止痒的功效。

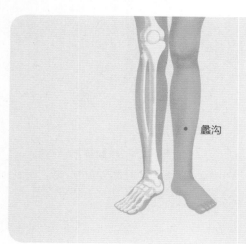

蠡沟

取穴方法：

在小腿前内侧，内踝尖上 5 寸，胫骨内侧面的中央。

改善阴道炎，找决明子和丰隆穴

每个女人的阴道中都存在着各种各样的细菌，通常它们保持一种和平相处的关系。但是，一旦女性不注意外阴清洁，或过度清理阴道、服用抗生素、性生活过于频繁等，就会使阴道内的菌群失衡。菌群发生紊乱后，阴道炎及其他阴道病症就开始恣意横行。其中阴道炎以白带性状改变及外阴瘙痒灼痛最为常见，可有性交痛、尿痛、尿急等症状。

在这里，我为患者朋友提供一个不错的建议，用决明子汤熏洗阴部，然后再配合按丰隆穴，此法适用于湿热下注型的阴道炎，可见阴痒、白带色黄臭秽、尿黄浊等症状。

决明子性微寒，清热、利湿、止痒。每天取决明子30克，放入锅里用旺火把药味煮出来，再用小火煮15分钟；将药与汤汁倒入消过毒的盆中，晾到温度合适时坐进去，让决明子药汤熏蒸阴部20分钟，再洗净即可。10天为一个疗程。

除了要用决明子汤熏洗阴部，还建议女性朋友每天晚上临睡前，按揉丰隆穴10分钟。此穴早在《扁鹊神应针灸玉龙经》中就有记载："痰多须向丰隆泻。"《十四经要穴主治歌》中也有"丰隆祛痰有神功，有形无形痰不同"的记载。由此可见丰隆可健脾化痰，而阴道炎主要是脾不运化水湿，湿热并至下焦引起的。所以按足阳明胃经的络穴丰隆，以健脾助运化再好不过了。

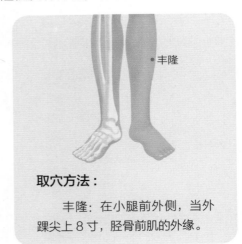

如果你发现丰隆穴旁边的肌肉丰满隆起，这说明脾胃痰湿之气过盛。只要坚持按揉，就能健脾胃，助运化，而清利一身湿热，从而消除阴道炎的各种症状。很多患者采用此法在家调理，不出一个星期，炎症就开始好转。

取穴方法：

丰隆：在小腿前外侧，当外踝尖上8寸，胫骨前肌的外缘。

鲜花茶饮轻松调理盆腔炎和附件炎

女人的附件、盆腔，生性娇气，须精心地呵护。谁怠慢了它们，它们就会惩罚她，将各种炎症都请出来，带来难缠的问题，如小腹隐痛、白带异常、月经不调、不孕不育、宫外孕等，甚至还会危及生命。

特别是久坐电脑前工作的女性，因为长期久坐，会造成盆腔血液回流不畅，气血瘀滞，极易导致急性盆腔炎和附件炎。对于这种气血瘀滞型的盆腔炎和附件炎，可以通过饮用花茶来调理。

取玫瑰花、月季花、牡丹花各 10 朵冲泡，代茶饮。

此方中玫瑰花具有平肝血，养胃，宽胸，散郁，调月经，调治子宫、卵巢、盆腔及附件等部位疾病的功效。长期饮用令人心情愉快，使女性容颜白里透红。《本草纲目》中说："月季花，活血消肿，敷毒。"可治月经不调，经期腹痛，血瘀肿痛，子宫、卵巢、盆腔及附件等部位疾病，通便排毒。古人赞牡丹花道："牡丹花，安五脏，除瘀血，女子经脉不通，血沥腰痛。和血生血凉血，治血中伏火，除烦热。"常饮此花茶可行气散瘀，活血化瘀，从而有效缓解盆腔炎、附件炎等症状。

另外，在日常生活中，女性朋友们要适量做运动，勿久坐久站；少吃鱼、虾、贝类以及生冷的水果；可以多吃五谷、绿色蔬菜；还要注意保持心情愉悦，少生气。

穴位外敷调治输卵管堵塞

输卵管深藏在盆腔内，是一对喇叭状弯曲的长管，左右各一条，长约7~15 厘米。它的重要作用，是每月一次周期性地把卵巢所排出的卵子输送到子宫腔内。

输卵管发生堵塞，就会导致不孕。输卵管堵塞的患者一般没有明显症状，但也有一小部分女性朋友会出现小腹一侧或两侧疼痛、有下坠感、分泌物多、腰痛等不适。

输卵管堵塞通常因人工流产、自然流产、药物流产、引产、剖宫产、产后感染、阑尾炎、取放节育环、结核病、长期阴道出血、不洁性交、盆腔感染、输卵管子宫内膜异位症等引起，输卵管管壁粘连、充血、水肿而堵塞，导致精子与卵子不能结合，最终导致不孕症。

中医认为，输卵管堵塞的机理主要是气血失调。长期抑郁将导致肝气郁结，气滞血瘀；正气不足，脾胃气血亏虚也会引起子宫功能失调造成输卵管堵塞。所以，治疗时要以行气、活血化瘀、散结通络为主，再配合培补虚弱的脾胃，定会改善输卵管局部的血液循环，以促进输卵管粘连的松解和吸收，使阻塞的管腔恢复通畅。

对于气血亏虚、气滞血瘀导致的输卵管堵塞，选穴时，要从调理肝经的经穴——太冲穴，调理胃经的经穴——足三里入手。太冲穴可疏肝理气，行气活血；足三里可健脾胃，益气血。

选穴位外敷药时，肝经上最好选桑葚，桑葚有巽木之性，能滋补肝肾、滋阴养血；胃经上最好选不寒不热、健脾胃的贤良之药——甘草。

具体做法：患者每晚临睡前，取桑葚、甘草各少许，分别捣碎，贴在两侧的太冲穴、足三里穴上，再用医用胶布固定好，第二天早上取下即可。坚持使用效果显著。

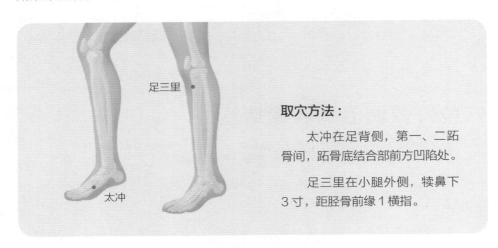

取穴方法：

太冲在足背侧，第一、二跖骨间，跖骨底结合部前方凹陷处。

足三里在小腿外侧，犊鼻下3寸，距胫骨前缘1横指。

另外，输卵管堵塞患者还要注意饮食调理，少吃鱼虾、贝类、鸭肉、梨、柑橘；多吃豆芽、五谷；尽量少熬夜。

关爱"生命的摇篮"，做幸福妈妈

用一生的时间爱护子宫

子宫是女人最重要的生殖器，更是女人孕育胎儿的"圣地"，产生月经的主要场所。这一切功能的变化，受卵巢分泌的雌激素和孕激素的控制。

子宫位于盆腔中央，在膀胱与直肠之间。子宫大小与年龄及生育有关，成年女性的子宫（长7~8厘米，宽4~5厘米，厚2~3厘米），子宫腔容量约5毫升。子宫可分为底、体与颈三个部分。

女性保养子宫，要从下列各个方面关注。

1. 饮食宜清淡，减少高脂肪食物的摄入。因为高脂肪能促进女性体内雌激素的生成和释放。子宫肌瘤的形成与大量雌激素刺激有关。所以，生活中应少吃高脂肪的食品，如油炸食品、腌制食品、肥肉、动物内脏、烧烤等。这样不但能起到保养子宫的作用，还能预防子宫肌瘤等其他相关病症。

2. 注意观察月经和白带。月经和白带是子宫是否出问题的"晴雨表"。女性如果发现自己的白带增多，或者经期出血异常，要及时去医院检查，做到早诊断、早治疗。

3. 产后要注意休息。女性产后若不注意卧床休息，坚持劳动或干重活，就会因腹部受压迫，而影响子宫的恢复，甚至有可能发生子宫脱垂。

4. 积极避孕。怀孕 3 次以上的女性，子宫患病的概率远高于 3 次以下者。因此，不想怀孕者要积极避孕。多次做人流手术者，很容易造成宫腔感染、宫颈或宫腔粘连，导致继发性不孕。

5. 不要纵欲。生活放纵，性生活不洁，极易使病原体经阴道进入子宫腔内，引起子宫内膜感染，以及子宫颈癌等疾病。

鹿胎养子宫，老祖宗留下的秘方

鹿胎性温，味甘、咸，益肾壮阳，补虚生精，调经养颜解诸毒。鹿胎是补精血、益肾阳、滋补调养、延缓衰老的极品。

鹿胎中含有多种人体必需的营养成分，如氨基酸、蛋白质、矿物质、维生素及天然激素等。西医认为，鹿胎中含有的多种天然激素，对调整人体内分泌，以及各器官的功能非常有益。另外，鹿胎中所含的营养成分还能有效地清除人体内的代谢废物——自由基，防止脂质的过氧化过程，延缓机体衰老。

在中医学中，鹿胎膏是从古到今中医们用来治妇科病的首选良药。女性内分泌失调、月经不调、气血不足、宫寒不孕、虚寒崩漏等，都可以食用鹿胎膏。另外，它还是优质的滋补品，在治疗五劳七伤、精血不足、腰膝酸软等症上也有不凡的功效。

鹿胎所具有的补气养血，促进雌激素、孕激素分泌，调节内分泌平衡，温经散寒、通络等功能，能很好地修复受损子宫、增强免疫力，促进女性激素正常分泌，使输卵管通畅，为胎儿营造一个温暖的子宫。

因此对于子宫壁较薄、雌性激素分泌不足、有过多次流产史的女性来说，再次怀孕时，除了要做必要的孕前检查外，还有必要在医生的指导下，服鹿胎膏来调养子宫。

豆浆最养女人的子宫

豆浆不仅含有丰富的优质蛋白质，而且有大豆异黄酮、大豆磷脂、维生素E等多种营养物质。大豆异黄酮、维生素E，都是天然的植物雌激素，是女性保养子宫的首选佳品。

《延年秘录》上也记载豆浆："长肌肤，益颜色，填骨髓，加气力，补虚能食。"女性子宫功能减退，以及青春的流逝，都与雌激素的分泌失调有关。所以现代营养学研究认为，女性宜每天喝200~300毫升的鲜豆浆。这样可以调节体内雌激素和孕激素的正常分泌，起到平衡体内激素分泌的作用。另外，还可以预防乳腺癌和子宫颈癌、卵巢癌的发生，减轻并改善更年期症状，延缓衰老，减少女性面部青春痘、暗疮的发生，使皮肤白皙润泽。

女性喝豆浆不受季节影响：春天喝豆浆，有滋阴润燥、调和阴阳的功效；夏天喝豆浆，有消热防暑、生津止渴的功效；秋冬喝豆浆，祛寒暖胃、滋养进补的功效非常好。

很多女性，每天都会在小摊上买一杯所谓的"营养豆浆"。我要提醒大家的是，小摊上卖的豆浆，都掺有较多的水，豆浆被稀释。这样，营养成分就大大降低了。而且有的豆浆放糖比较多，也不是太好。所以，条件允许的话，我建议女性朋友，最好自己做豆浆，不但营养价值高，而且干净健康。

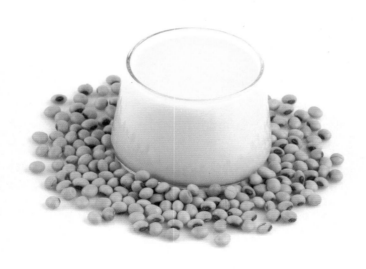

特别提示：豆浆性偏寒，故平素有胃寒、脾虚，易腹泻、腹胀的人不宜饮用。另外，未经煮熟的豆浆不能喝，否则会引发恶心呕吐等中毒症状；豆浆不能冲入鸡蛋，会影响营养的吸收；豆浆不宜空腹喝；豆浆不能与药物同饮；饮豆浆不要加红糖；白糖须待豆浆煮熟离火后再加。此外，每天饮豆浆，最好不要超过 300 毫升，以免引起消化不良，出现腹胀、腹泻等不适症状。

宫寒不孕，灸灸子宫穴、气海穴助孕

宫寒的典型症状有发胖、月经异常、下腹寒冷，只有使子宫变得温暖，才不会被各种妇科病缠上。

调理宫寒，最好的办法是艾灸子宫穴、气海穴。

温和灸子宫穴

取穴原理：子宫穴有调经理气、升提下陷的功效，主治月经不调、盆腔炎、不孕等病症。

艾灸方法：取仰卧位。点燃艾条，对准子宫穴，在距离皮肤 1.5~3 厘米处温和施灸，每次灸 15~20 分钟。

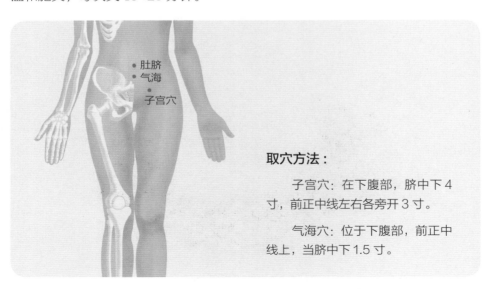

肚脐
气海
子宫穴

取穴方法：

子宫穴：在下腹部，脐中下 4 寸，前正中线左右各旁开 3 寸。

气海穴：位于下腹部，前正中线上，当脐中下 1.5 寸。

艾灸气海穴

取穴原理：古人说"气海一穴暖全身"，女性灸此穴可防治月经不调、崩漏、宫寒不孕等病症。

艾灸方法：取仰卧位，点燃艾条的一端，在距离气海穴2厘米处，像鸟雀啄食一样上下施灸。每次10~15分钟，5~7天为一个疗程，间隔2日可行下一个疗程。

辨证调理带下病，还您健康性生活

带下病，现代医学称为"白带异常"，可见带下量明显增多，色、质、味异常，或伴全身、局部症状，是女性的常见病、多发病。

女性青春期以后，由于激素的原因，会分泌白带滋润阴道，这时的白带应该是比较透明的，似蛋清状，没有什么异味，颜色稍有一点白，而且没有瘙痒等不适的感觉。女性在以下情况下出现白带异常是正常的。例如，在月经干净后，白带的量偏少，色白，呈糊状；在月经中期即将排卵时白带量多，透明，微黏似蛋清；排卵两三天后白带量少，混浊；行经前后白带增多。另外，在性生活中白带增多是正常的，有利于润滑阴道更好地进行性生活。

若女性发现自己白带增多、绵绵不断，并伴有腰痛、神疲等，或见赤白相兼，或五色杂下，或脓浊样，有臭气，这说明白带发生了异常，即中医的"带下病"。慢性宫颈炎、滴虫性阴道炎、真菌性阴道炎或阴道糜烂、子宫颈息肉、子宫内膜炎、子宫颈癌等都可引起白带异常。

中医治带下病讲究"辨证"治疗。中医将带下病分为以下三种类型治疗：

脾虚型

症状表现：带下色白或淡黄、质黏稠、无臭气、绵绵不断，面色苍白、四肢不温、精神疲倦、纳少便溏，舌质淡，苔白腻，脉缓。

取材：白扁豆50克，红糖1袋（用时适量即可），淮山药一块。

做法：把三者放在锅里同煮，煮到白扁豆烂为止，这时山药的药效也基本全出来了。

用法：每日2次，服10天到半月，可治脾虚带下病。

肾虚型

症状表现：白带清冷、量多、质稀、终日淋漓不断，腰酸如折、小腹冷痛，苔薄白，脉沉迟。

取材：莲子（去心）、芡实各100克，鲜荷叶、糯米各50克，砂糖适量。

做法：煮粥，熟后加砂糖适量调食。

用法：每日1次。

湿热型

症状表现：带下量多、色黄白、质黏腻、有臭气，或带下色白质黏如豆腐渣状、阴痒等，纳食较差，小便黄，舌苔黄腻厚，脉弦数。

取材：藕汁半碗，鸡冠花30克，红糖适量。

做法：上述原材料加水同煮，调红糖服。

用法：每日服2次。

调理带下病，健脾益肾是关键

中医认为，带下病的主要病因是湿邪，如《傅青主女科》说："夫带下俱是湿症。"湿有内湿和外湿之分。外湿指外感之湿邪，如经期涉水淋雨，感受寒湿，或产后体虚，饮食不洁，湿毒邪气乘虚内侵胞宫，而引起的带下病。内湿的产生与脏腑气血功能失调有密切的关系，脾虚运化失职，水湿内停，下注任带；肾阳不足，气化失常，水湿内停，下注任带。总之，带下病主要由湿邪影响任脉和带脉，以致带脉失约，任脉不固而形成。临床以健脾益肾、温阳除湿为主要治疗方针。

可用"山药红枣糯米粥"来治疗。"山药红枣糯米粥"有药物之功，还能健脾胃、补气养血、祛湿，能从根上把白带管住。

下面给大家介绍一下这款药膳方的具体做法：

取山药粉、薏米各20克，荸荠粉、红枣、糯米各50克，白糖适量。将薏米洗净，倒入锅中，加适量清水，置大火上煮至薏米开花，再加入糯米、红枣，煮至米烂。将山药粉、荸荠粉撒入锅内，搅匀后停火。加入白糖即可。

除此之外，建议白带异常患者，平时最好多吃补气养血的温热性滋补食品，少吃或不吃生冷瓜果等性寒之物，这样对预防妇科病都很有效。

艾灸调理带下病

带下病与带脉有着不解之缘。带脉是人体上唯一一条横向走向的经脉，它像腰带一样，围腰一周，约束其余纵行的经脉。所有的引起带下病的原因，如阴道炎、子宫颈炎、盆腔炎、妇科肿瘤等都发生在带脉下，所以只要我们在带脉上花点儿工夫，就能预防多种妇科疾病。

中医认为，带下病多是湿证，主要问题是"脾气虚"。因为脾主运化水湿，脾气虚时，湿气无法正常下行，当湿热入侵胞宫（子宫）、阴道，就会累及任脉和带脉，使任脉失固，带脉失约。这样妇科病就出现了，白带异常也随之而来。

女子胞，即子宫。它与肾、冲任二脉的关系非常密切。冲任二脉起于胞宫（子宫）中，有"冲为血海""任主胞胎"之说。由此可知，治带下病的病位在任、带二脉，与脾、肾二脏关系密切。

脾虚患者白带异常艾灸取穴为：带脉穴、三阴交。带脉穴，不是一条经，它是足少阳胆经腧穴，也是胆经与带脉的交会穴。医圣张仲景曾指出，凡带下病、盆腔炎、附件炎、子宫内膜炎等一切妇科病按此穴都有效。三阴交，是脾、肾、肝三经的交会穴，平肝泄热、健脾利湿、补肾强精的功效显著。

肾虚患者白带异常的治疗主要以滋阴益肾、培元固涩为目的。

可以用艾灸疗法进行调理。

主穴：带脉穴、关元穴、三阴交。

配穴：脾虚型加脾俞、足三里、隐白；肾虚型加肾俞、命门。

脾俞与足三里合用能健脾、升阳，助脾运化水湿。隐白，具有补脾摄血、益气之效。命门与肾俞配伍共同起到温阳益肾、固涩止带的效果。

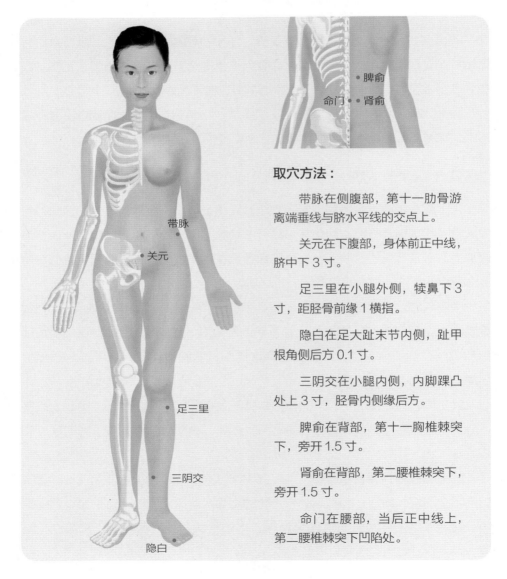

取穴方法：

带脉在侧腹部，第十一肋骨游离端垂线与脐水平线的交点上。

关元在下腹部，身体前正中线，脐中下 3 寸。

足三里在小腿外侧，犊鼻下 3 寸，距胫骨前缘 1 横指。

隐白在足大趾末节内侧，趾甲根角侧后方 0.1 寸。

三阴交在小腿内侧，内脚踝凸处上 3 寸，胫骨内侧缘后方。

脾俞在背部，第十一胸椎棘突下，旁开 1.5 寸。

肾俞在背部，第二腰椎棘突下，旁开 1.5 寸。

命门在腰部，当后正中线上，第二腰椎棘突下凹陷处。

具体做法：患者随穴位位置的不同变换体位；操作者（艾灸者）右手拿艾条，如持笔写字状，每灸一个穴位时，艾条与该穴位处的皮肤呈 45° 角，为防止烫伤皮肤，点燃的艾头与皮肤保持 1~2 厘米的距离，灸至穴位处皮肤发热、泛红。以上每穴各灸 15 分钟，每日 1 次，连续 10 次为一个疗程，治带下病的疗效特别好。

改善带下病防宫颈癌，别忘敲带脉

提到宫颈癌，大家都会心惊胆战，但说到白带增多恐怕没有几个女性会在意。

白带异常是宫颈癌所表现出的症状之一。随着白带的不断增多会引起宫颈发炎，慢性宫颈炎就是宫颈癌的早期症状，此时白带表现为色白或血性，稀薄如水样或米汤样，有腥臭味。到宫颈癌晚期，白带会呈脓性或米汤样，并伴有恶臭。

如今宫颈癌已成为威胁女性健康的一大杀手。近年来，有无数的女性死于此病。许多我们熟悉的著名女演员都因宫颈癌相继去世。

虽说宫颈癌很可怕，但只要在有初期症状时积极治疗，不让病情进一步恶化，就可以抑制癌细胞的扩散。

对于预防宫颈癌，我在本章节中所提到的方法都可以有效预防。

下面，我给女性朋友介绍一个最简单的方法——敲带脉。

带脉位于腰间，日常系腰带的地方。女性朋友每天上下班、工休时间，或者临睡前，双手握空拳，直接敲腰两侧的带脉穴，每侧敲 100 下。也可以配合将整个环腰一周的带脉都敲一下。坚持敲可预防多种妇科病，还能减肥、消除小肚腩、治便秘。

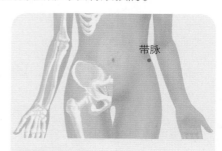

带脉

取穴方法：

带脉在侧腹部，第十一肋骨游离端垂线与脐水平线的交点上。

另外，女性朋友要注意，据大量的调查资料显示，早婚、早育、多产及性生活紊乱的女性最容易患宫颈癌。因此，30 岁以上的女性，每年要做 1~2 次妇科检查，这样才能更好地预防宫颈癌。

子宫肌瘤，女人不能承受之重

子宫肌瘤，是女性生殖器肿瘤中最常见的一种良性肿瘤，多发于 30~50 岁的中年女性。患者在患病初期，多无明显的症状，到了中后期会出现月经量多，绝经后出现出血或接触性出血。

现代医学研究发现：中年女性未育、性生活失调和性情抑郁，造成内分泌紊乱，激素分泌过剩，是导致子宫肌瘤的罪魁祸首。

中医认为，子宫肌瘤主要分为气滞血瘀、气虚血瘀、寒痰瘀互结、阴虚火旺四种证型。

气滞血瘀证

临床表现：经行血崩或漏下不止，乳房胀痛，小腹胀或隐痛，肛门部有下坠感，舌质暗红，舌边有紫斑点，脉沉弦或细涩。

治疗以疏肝理气、活血化瘀为主。

药膳食疗方

原料：川芎 10 克，黑豆 25 克，粳米 50 克，红糖适量。

做法：将川芎用纱布包裹，和黑豆、粳米一起水煎煮熟，加适量红糖。

用法：每日早、晚各 1 次，温服。

功效：行气止痛，活血祛瘀。

饮食宜忌：宜食白萝卜、柑橘、韭菜、红葡萄酒、玫瑰花茶、茉莉花茶等；忌食甘薯、蚕豆、栗子等胀气的食物；不宜多食油炸食品、甜食、冷饮。

气虚血瘀证

临床表现：腹中积块坚硬，固定不移，疼痛拒按，月经量多，行经时间延长，色暗有块；或面色晦暗，乳房有结块，神疲乏力；舌暗边有瘀点、瘀斑、脉沉涩。

治疗以益气活血、滋养肝肾为主。

药膳食疗方

原料：糯米 50 克，猪脚 1 个，甜醋半瓶，去皮生姜 2 块，去皮熟鸡蛋 2 个。

做法：把猪脚洗干净，斩块，先用开水氽一下去血水。锅中放糯米和甜醋半瓶，再加入去皮生姜和鸡蛋、猪脚，然后加入清水，放在火上炖 3~4 个小时。

用法：每日吃 1~2 小碗，喝醋吃猪脚、鸡蛋。

功效：活血化瘀，滋补肝肾。

饮食宜忌：宜食山楂、洋葱、大蒜、海参、红枣等；忌食收涩、寒凉的东西。

寒痰瘀互结

临床表现：小腹有包块，按之不坚，固定不移，带下量多，色白质黏稠，胸脘痞闷，肌肤少泽，四肢冰冷，面色晦暗，舌紫暗，苔白，舌边或有瘀点，脉沉涩或沉滑有力。

治疗以温阳散寒、化痰活血为主。

药膳食疗方

原料：当归 10 克，生姜 15 克，薏米 100 克，冰糖适量。

做法：将薏米用水泡 4~8 小时后，直接加水与当归、生姜大火同煮，开后转中火煮 40 分钟，最后放入适量冰糖调味。

功效：温阳散寒，化痰活血

饮食禁忌：宜食山药、薏米、白扁豆、赤小豆、海带、生姜、胡椒等食物；忌食寒凉、黏腻的食物。

阴虚火旺证

临床表现：月经前期，经行血崩或漏下不止，胸中灼热，或下腹内觉热，乳头痒或刺痛，或乳房胀痛牵及腋窝，经后赤白带下，或黄白相杂，舌质红，苔少津或薄黄，脉弦细或细数。

治疗以养阴清热为主。

药膳食疗方

原料：白菜 800 克，蜜枣 3 个，生姜 3 片，食盐、食用油各适量。

做法：白菜洗净备用，蜜枣去核，一起与生姜放进锅内，加入清水 2500 毫升（10 碗量），大火煮沸后，改小火煲 10 分钟，调入适量食盐、油即食。

用法：佐餐，此量可供 3~4 人食用。

功效：有效改善阴虚火旺证。

饮食宜忌：忌荤腥香辣，以清淡为主；晚餐宜半饱，忌吃夜餐，夜餐极易生相火；宜选食番薯、玉米、黑面包、白菜、菠菜、包心菜、花菜、萝卜、冬瓜、南瓜等。

子宫肌瘤的家庭调养法

子宫肌瘤是最常见的妇科良性肿瘤。女性患上子宫肌瘤，多半与体内雌性激素分泌过旺有关。生活压力大，长期精神抑郁，促使雌性激素分泌增多，很多女性朋友因此患上了子宫肌瘤。

子宫肌瘤发生率高得惊人，但是大家不必担心，因为有数据显示，有大约2/3 的子宫肌瘤患者，终生平安无事。而且有的患者，随着绝经，雌激素、孕激素水平的降低，肌瘤会逐渐萎缩、消失。但也有部分人会出现子宫肌瘤的相关症状，甚至发生癌变，危及生命。

一般来说，肌瘤比较小，没有症状时，不需要治疗，但要每 3~6 个月做一次检查。若检出近期肌瘤长得快，并且出现月经量增多、经期延长、腹痛、尿频等症时，一定要配合医生治疗。

在治疗的同时，还须注意以下家庭护理：

1. 每天观察出血量。若阴道出血量过多，并伴有急性腹痛、压迫感时，肌瘤可能发生扭转或变性。经量过多，要保证足够的卧床休息时间，必要时采取头低足高位。

2. 注意保暖，避免受寒，劳逸适度。保持心情愉悦，避免恐惧和忧虑。每天坚持清洗会阴，勤换经垫及内裤。

3. 饮食定时定量，加强营养，多食鱼类、肉类、禽蛋类、五谷杂粮及蔬菜、干果类。忌食辛辣、冰冻的食品。

合谷、三阴交——治子宫肌瘤的特效穴位

患有子宫肌瘤的女性，在症状不明显，或者只出现轻微的阴道出血、腹部触到肿块等表现时，一般建议用按摩穴位来缓解症状。用此法治疗的许多患者都对治疗效果表示满意。

下面，我就把这个方法教给大家，希望它能帮助更多的女性朋友摆脱子宫肌瘤的困扰。

我在临床中经常建议患者按摩的两个穴位是——"合谷"和"三阴交"。

具体操作方法：患者找到两个穴位后，在每天下午（17：00—19：00），用力按揉。每个穴位按揉15分钟左右，揉到穴位发酸发胀最好。

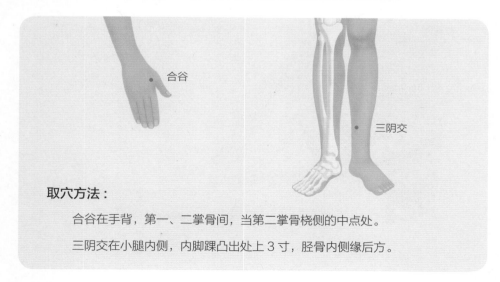

取穴方法：

合谷在手背，第一、二掌骨间，当第二掌骨桡侧的中点处。

三阴交在小腿内侧，内脚踝凸出处上3寸，胫骨内侧缘后方。

为什么选在下午 17：00—19：00 呢？因为，酉时是肾经当令，此时胞宫（子宫）里的气血最足。子宫归胞宫和肾管辖，所以下午 17：00—19：00，是养子宫的最佳时间。

　　合谷穴，从穴位五行来看，属金；子宫归肾管，属水。金生水，所以按合谷能起到补肾、养子宫、去除子宫肌瘤、预防子宫其他病变的作用。

　　三阴交，是脾、肾、肝三经的交会穴，它的调血功效非同寻常。只要每天下午 17：00—19：00，按完合谷后，再按三阴交 15 分钟，就可以让气血归拢于子宫，让子宫得到更多气血的濡养，以起到防病治病的功效。

　　特别提醒女性朋友，如果你在按这两个穴位时，感觉特别疼，并且皮肤内有结节，说明此处发生气血瘀滞了。这时就需要将按每个穴位的时间，再延长 3~5 分钟。只要你坚持按 1 个月，子宫肌瘤就会减轻，子宫也会永葆活力，帮你由内而外延缓衰老。

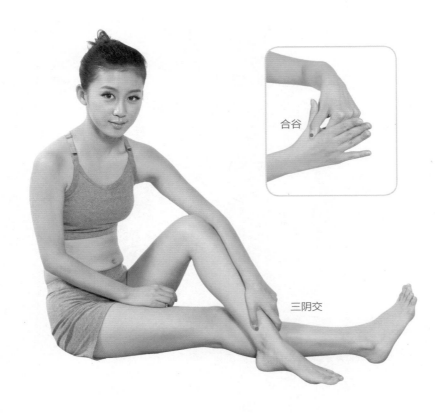

合谷

三阴交

呵护女人的"娇点"
——乳房

乳房与脏腑不得不说的关系

中医认为"女子乳头属肝，乳房属胃"，说明乳房归于肝经和胃经；"冲任为气血之海，上行则为乳，下行则为经"，是说乳汁源于冲脉、任脉的气血上行；"妇人以冲任为本，若失于将理，冲任不和，或风邪所客，则气壅不散，结聚乳间，或有硬或肿，疼痛有核"，指出了乳房发生病变的原因。

由此可见，乳房是否健康，与肝、肾、脾胃及冲任二脉关系密切，尤其与先天之本——肾，关系最为特别。在乳房的发育过程中，肾经旺盛与否，对乳房的发育起着决定性的作用。肾经旺，天癸至，冲脉与任脉气血通畅、充足，这时女性便有了月经，有了生育能力；肾精上行，作用于乳房时，会促进乳房的发育，从而使女性拥有挺拔娇嫩的乳房。

女性产后哺乳期，乳汁的量以及色质，都与肝肾、脾胃直接相关。

脾胃功能好，运化的水谷精微，转化气血的能量就足，气血上行才能形成乳汁，并使乳汁丰盈；相反，脾胃气血虚，则乳汁少而淡。同样，肾气足，乳房及乳腺发育好，乳汁自然也会充盈。而肝主藏血，肝血虚时则乳汁少。

除此以外，乳房的形状也与肝肾、脾胃的功能有关。先天之精，肾精足，乳房发育的形状就好；后天之精，脾胃气血足，乳房的皮肤看上去细嫩有光泽、有弹性；肝藏血足，乳房受气血的濡养后，乳头看上去色泽红润漂亮。

所以，无论是保养乳房，还是治疗乳房病变，都离不开调理肝、肾、脾胃的功能。另外，乳房的保健更少不了运动，所以，女性若想有挺拔、健康、漂亮的乳房，就要做到内调外养。

胸部按摩，让女人"挺"好

有些生完小孩的妈妈老觉得生完孩子后，胸就再也不"挺"了。"胸部平平"，自信心都减了一大半。心里不踏实，信心不足了，干起工作来状态也不佳。

不必烦恼，只要从现在起每天坚持保养胸部，一切都会好起来。

下面我就把这个不花钱的、简单的丰胸方法分享给大家，希望能让你重新找回自信。

1.抚摸法：用双手轻轻抚摸两侧乳房，可以采取旋转、纵向和横向交替进行。每侧各 3 分钟。

2.玫瑰精油按摩法：按摩前取适量调和好的玫瑰精油（单方玫瑰精油浓度太高，不能单独使用），分别均匀地涂在两侧乳房上。先用右手托住右侧乳房，以左手轻轻按摩右侧乳房，由外向内按 10 次。然后，再以同样的方法，转手按左侧乳房。

3.穴位按摩法：每天用食指指腹按压膻中、乳根、大包，并做圈状按摩。每穴按 5 分钟，具有丰胸、通畅乳腺的功效。

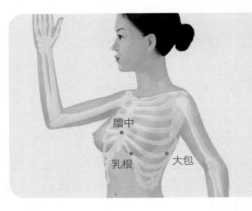

取穴方法：

膻中在前胸部，两乳连线与身体前正中线的交点，平第四肋骨间隙。

乳根在胸部，第五肋间隙，前正中线旁开 4 寸。

大包在侧胸部，腋中线上，当第六肋间隙处。

4.叩击按摩法：中指弯曲叩击乳房，从外向内，边叩边移动，乳头不能叩击。

5.梳乳健美法：每天洗完澡以后，用木梳沿乳房从上到下，轻轻梳理，每次梳 15 分钟，梳完后用手轻轻拉乳头数次。每周梳两次即可。此法能促进乳房血液循环，增强乳房弹性，还能防治乳房疾病。

美味营养餐，吃出乳沟吃出美

在女人的一生中，乳房的变化是非常大的，保养好胸部女人才会更加自信、迷人。下面教你几款让胸部保持丰满、挺拔的营养餐。

四宝糊

四宝为核桃、松仁、黑芝麻、花生，将此四物打成糊，每天吃 1 碗即可。

这四件宝贝，个个都是丰胸的高手，它们都富含维生素 E，能刺激雌激素的分泌，促进卵巢发育和完善。另外，核桃和松仁富含亚麻酸，黑芝麻和花生富含 B 族维生素，具有维持乳房活力、丰胸的作用。

青木瓜炖猪蹄

将青木爪去皮切成小块备用，再将猪蹄放入锅中炖至九成熟，放入木瓜块，炖熟后加入适量的米酒（北方叫醪糟或酒酿），即可食用。每周 2 次。

木瓜自古就是丰胸佳品，富含维生素 A 和木瓜酵素，能刺激雌性激素的分泌，是丰胸食品中的佼佼者；猪蹄富含丰富的磷脂、蛋白质和胶质，丰胸效果相当了得；米酒含有一种天然的激素，能促进女性胸部细胞饱满，其中酒精成分也能改善胸部血液循环，其丰胸效果可想而知。

四物粥

取黄豆、青豆、黑豆、大米各适量，煮粥，每天吃 2 碗。

这三种豆子中含有丰富的蛋白质、卵磷脂、植物雌激素和异黄酮类物质，能刺激人体雌激素的分泌，保护卵巢、子宫，使乳房日趋挺拔、饱满。

特别提醒：女性丰胸有两个最佳时间段，一是从来月经起的第11、12、13天；二是第18、19、20、21、22、23、24天，也称为前3、后7。这10天里，无论采用什么方法丰胸效果都是翻倍的。所以，要丰胸的女性，一定不要错过这个最佳时机。

办公室里的胸部保养计划

长期伏案工作或学习的女性，易忽略乳房保健，导致约20％的人都有乳房闷胀刺痛、胸背组织酸涩等症状。其实，多数女性并不是没有时间进行乳房保养，只是至今没有找到适合在办公室保养乳房的运动。

下面，给大家介绍一种既简单方便，又不伤大雅的办公室乳房保养动作——"伸展"运动。

选择此种运动是有一定道理的。我们都知道，后天乳房的一切问题都与肝经相关。也就是说，只要肝经气血通畅，乳房就安稳了。

而肝是主疏泄的，喜条达。所以，选"伸展"运动的目的是打通肝经，把肝经"伺候"得舒服一点儿，让它好好地藏血，痛痛快快地疏泄。这样，气血就会顺着肝经源源不断地流向乳房，乳房有了气血自然就丰满了。

伸展运动具体做法：

第一步：身体直立，双腿分开，与肩同宽，踮起脚尖，收紧臀部。伸开十指，两手反插，掌心向外。保持此动作15～20秒，还原到直立姿势。

第二步：双手交叉放在身后，手臂伸直，头微微抬起。保持此动作15～20秒，还原直立姿势。

第三步：弯腰，两手放在外膝眼处，眼睛平视，脚跟踮起呈欲跳跃姿势。保持此动作15～20秒。

第四步：深蹲下去，手放体侧，直至臀部碰到脚后跟。保持此动作15～20秒。

以上四步为 1 组，反复做 5 组即可完成保养胸部的计划。

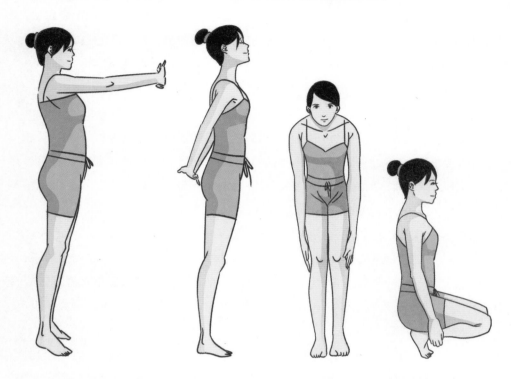

除了上面的动作，在工作之余，还可以做深呼吸、甩甩手、转转腕等小运动。你可不要瞧不起这些小动作，它们可以疏通经脉、推动气血，有效地牵拉乳房及周围肌肤参与运动，并可防止胸部组织尤其是双乳的"老化"。只要你坚持不懈地练习，胸部和臀部就能紧致挺拔，让你永远保持 20 岁少女般的曼妙身材。

改善经前乳房胀痛，要从肝和胃入手

很多女性在经前都会出现乳房胀满、发硬、压痛等现象；严重者乳房受轻微震动或碰撞就会胀痛难受。这一症状多在经后消失，当下一月经周期来临时，又卷土重来。

为什么女性在经期会出现乳房胀痛呢？

现代医学认为经前乳房胀痛是由于经前体内雌激素水平增高，乳腺增生，乳房间组织水肿而引起的。中医认为女子长期情绪不畅，生活压力过大，导致肝气郁结或痰湿阻滞，月经前冲脉气血充盛，瘀滞更甚，令乳络不畅，都可致经前乳房胀痛。

临床上，在患经期乳房胀痛的女性之中，有90%都属肝气郁结型，大部分是由生气引起的。特别是在月经期间生气，出现肝气郁结、乳房胀痛的概率会更大。因此，女性一定要在经期保持愉快的心情。否则在引起乳房胀痛的同时，还会伴有胸闷胁胀、精神抑郁、易怒、时常叹息、反胃、月经夹血块、性生活不协调、脸上长黑斑等现象。

肝气郁结引起的乳房胀痛患者在治疗上以调肝理气和胃为主。下面给大家介绍一个简单的食疗方，取金针花100克，排骨200克，粉丝50克，葱段、油、盐适量。将金针花、粉丝分别洗净浸软，备用。锅中加入适量水烧开，放入排骨煮30分钟，加入金针花煮5分钟，再加入粉丝煮2分钟，放入葱段、盐、油等调味即可食用。

金针花，又名忘忧草、黄花菜，可止渴除烦，令人心平气和。此食疗方，非常适合经期乳房胀痛的女性食用，特别是对经前期乳房胀痛、郁郁不乐、时常叹息、胸胁胀闷不舒者，更有效。

除食疗外，乳房胀痛女性，还必须保持心情愉悦，少生闷气、少发怒，多运动；在月经来潮前一周要少吃盐和辛辣刺激的食物，多吃新鲜蔬菜和水果。有周期性乳房胀痛的女性，日常饮食须采取低脂膳食，这样对缓解经前期乳房胀痛有很好的帮助。

三大要穴改善乳腺增生

乳腺增生已成为都市女性的常见病、多发病，据调查，有70%～80%的女性有不同程度的乳腺增生，多见于25～45岁的女性。

乳腺增生的主要症状以乳房周期性疼痛为主。起初疼痛为游走性胀痛，手触乳房外上侧及中上部疼痛明显，到每月月经来潮前几天疼痛加剧，经期过后疼痛会慢慢地消失。病情严重者，在月经前或月经后都有持续性疼痛，有时会表现为向腋部、肩背部、上肢等处放射疼痛。

乳腺增生，在中医里叫作"乳癖"，是由"肝郁气滞、冲任失调"所致。气滞则血瘀痰凝，乳络不通，结聚成块，这样乳腺上皮和纤维组织就会出现增生。那么，为什么乳腺增生会出现乳房胀痛呢？因为乳腺是肝经循行路线上的要塞，一旦肝气郁结，运行不畅，就会发生堵塞，所以就会胀痛。

这里给大家介绍三个具有疏肝解郁、防治乳腺增生的大穴：膻中、太冲、行间。

膻中穴能宽中理气；太冲穴能疏肝理气，缓解不良情绪；行间能清理肝经内热。

具体操作方法：从经前的 7 天到行经的 7 天，共 14 天，每天用手指按压两侧行间穴 2 分钟，或者从行间向太冲推；睡觉前按揉膻中 2 分钟，或者沿着前正中线从下向上推。每月都进行上述操作一次，只要坚持按，就能防治乳腺增生。

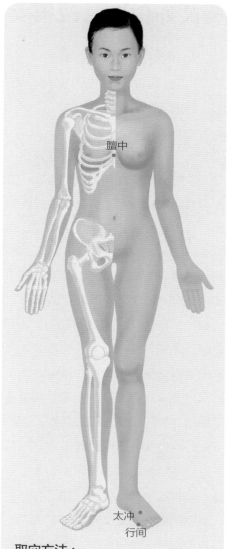

取穴方法：

膻中在前胸部，两乳连线与身体前正中线的交点，平第四肋骨间隙。

太冲在足背侧，第一、二跖骨间，跖骨底结合部前方凹陷处。

行间在脚拇指内侧根部骨头凸起处后方的凹陷中。

黄芪虾仁汤，改善女性乳房下垂

从中医的角度来说，脾主一身的肌肉，是气血生化之源。如果脾的功能不好，我们每天吃进去的食物，就不能完全转化为气血，濡养全身。久而久之，会出现气血不足的现象，当人体的肌肉得不到充足气血濡养时，就会表现为全身的肌肉没劲、酸痛，乳房下垂等，这说明脾主一身之肌肉的功能弱化了。

下面，我给女性朋友们介绍一款防治乳房下垂的食疗方——黄芪虾仁汤，此方为民间常用方，很多女性服用半个月后，乳房就"挺"起来了。做法很简单：黄芪、淮山药各30克，虾仁100克，当归、枸杞子各15克，桔梗6克，将当归、黄芪、桔梗洗净，放入锅中，淮山药去皮，切块，一同放入锅中，加清水适量，大火烧开后，小火熬汤，去渣，再加入虾仁、枸杞子同煮15分钟即可。可食虾喝汤。此法可健脾胃，调补气血，对治乳房下垂，中年气血不足造成的胸部退化下垂效果明显。根据不同的体质，一般20天左右会觉得胸部有胀满之感，一个多月后会发现乳房变得有弹性，乳晕红润，两个月后会发现胸部变得丰满上翘，富有弹性。

另外，女性患者在日常生活中还要特别注意乳房的卫生保健，防止乳房受到撞击、挤压；注意睡眠姿势，不宜俯卧，提倡仰卧。

经常做些乳房保健动作，如：

1.临睡前，仰卧在床上，上半身抬起，双手交替进行"划水"动作，重复做5~6次。

2.坐姿，双臂前伸，双肘弯曲，双手相握并用力向前推，从1数到6后，再放松双手。重复5次。

3.吸气时挺胸，呼气时含胸，长期坚持做。

另外，穿胸罩的方法也要得当。可以这样穿：双手拿住胸罩的下胸位置，上半身前倾约45°，让胸部的肉向下集中，将胸罩由下往上托住乳房，再扣上背后的带子，松紧要适度。

蒲公英粳米粥，帮你击退急性乳腺炎

急性乳腺炎在中医里叫作"乳痈"，多发于产后坐月子期的哺乳妇女，尤以乳头破裂或乳汁瘀滞者多见。本病以乳房红肿疼痛为主症。刚发病时，乳部肿胀、疼痛，按起来相当坚硬，伴有发热、恶寒、头痛等全身症状，哺乳期乳汁会不通畅。如果不及时治疗，任其发展，很快肿块就会增大，发红疼痛，溃破流脓，缠绵难愈。

中医认为，急性乳腺炎是因内有蕴热、热毒壅结而成。治疗时要以清热解毒、消肿散结为主。

下面给女性介绍一种比较简单的治疗方法。取蒲公英 30 克，粳米 100 克，煮成粥，每日 1 剂。

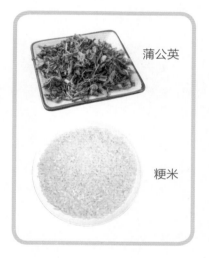

蒲公英

粳米

古今历代医学家都给予蒲公英高度的评价。其性寒，味甘、苦，具有清热解毒、消肿散结及催乳的作用，对治疗乳腺炎非常有效。另外，蒲公英是药食同源的药材，无论煎汁口服，还是捣泥外敷，都可以治疗乳腺炎。

再加上一些生活保健事项，仅仅一个月，乳腺炎就能被治好。

具体做法是这样的：

1. 每天把毛巾用热水浸热，一手用热毛巾托住乳房，另一只手放在乳房的上侧，顺时针按摩，每天 1 次，每次 15 分钟。如果按时觉得乳房有胀痛感，或者乳房上有肿块时，应引起注意，及时去医院检查。

2. 经常清洁乳房。特别是乳头破裂的女性，在产前、哺乳前，必须每天坚持清洗乳头。为防乳房受到不良的挤压，最好穿宽松、透气性好的衣服。

3. 在饮食上，少吃有刺激性的食物，如葱、姜、蒜、咖啡、可乐等；少吃油炸食品和糖类等含热量高的食物。可常吃海带，有软坚散结的作用，凉拌海带或者用海带炖鸡均可。

声音疗法，驱走乳腺里的"邪毒"

最简单易学的调理方法，不用花钱，更不用吃药，而是用声音激活丹田，冲走乳腺里的"邪毒"。

下面这个方法是最简单、最有效的：

具体操作：找一把椅子，将双臂向后伸直，十指交叉握拳，然后把拳头搁在椅背上，让双手的大鱼际正好靠在椅背上。接着，大口吸气，头往后仰，胸部尽量向前挺。想象让"气"在胸部做顺时针、逆时针转动，各1圈，再缓缓吐出，反复数遍即可。每天练习30分钟即可。

注意：当气在体内转圈时，要想象这股气流正在清理自己的身体，往外吐气时，"邪毒"已经被全部赶跑了。

此外，当你抑郁、抱怨、生气、伤感、发怒时，浊气都会在胸腔聚集不散，此时按照上述方法练习，既可避免乳房受到不良情绪的伤害，又能改善心情。因为在练习时，双手的大鱼际正好靠在椅背上。在手部反射区里，大鱼际是心、肺以及整个胸腔呼吸系统的反射区。此外，通过深吸气、缓呼气，也可使气洗涤并带出体内的"邪毒"。

所以，建议患有乳腺肿瘤的女性朋友，经常按照上述方法练习，最佳时间是下午13：00—15：00，不仅能养心，同时还能疏通肝气。这样，乳房里的"邪毒"就会很快排出来了。

按照上述方法练习时，如果配合听五脏皆补的音乐，如古筝曲《高山流水》、轻音乐《鸟的呢喃》《柳风》等，效果会更加明显。

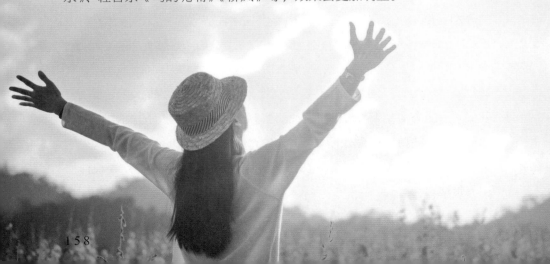

第五章

温度决定幸福度：如果你"温暖"地对待身体，幸福也会"温暖"地靠近你

　　中医里说"寒则凝"，就是说，当人体受寒后，体内气血就会发生凝滞。气血凝滞，则容貌受损，当气血循环不通畅时，就会引起面部的种种问题。女人天生属阴，更受不起风寒，尤其是头部、胸腹和脚这三个部位，是最易受寒邪侵袭，也是最怕受寒的。所以女性若想保养容颜，最关键的就是排出体内的寒气。

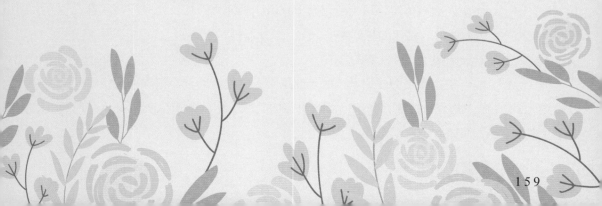

病从寒中生，
危害女性美丽的是体寒

女人的身体经不起寒凉

近年来，很多年龄在20～35岁的年轻女性，身体的温度普遍低于正常的温度。由于女性原本就属于阴柔之体，阴气盛阳气虚，相对于男性来说，脏腑的功能偏弱，更容易受到寒邪之气的侵袭。因此，只要到了秋冬季节，天气稍转凉，她们便会感到全身怕冷，这是典型的虚寒证，最明显的表现是手脚冰凉。

中医有"寒则凝"的说法，也就是说，气血只有在正常温度的支持下，才能正常循环；一旦身体的温度下降，气血受到寒气的侵袭，就会出现气血凝滞，导致整个人体的血液循环不畅。这样，久而久之，就会引起内分泌失调、气血不畅，从而导致全身各器官的机能整体下降。由此会引发消化不良、肥胖、月经不调、青春痘等问题，严重时可能会诱发不孕。

女性身体寒凉不是一朝一夕形成的，多与体质和生活习惯有关。从体质上来说，女性多为虚寒体质，从生活习惯上来讲，长期生活在空调房间内，喜食生冷寒凉的食物等，都易使身体寒凉。

下面给大家提出几种祛寒的方法。

1.生姜红茶：生姜切成细丝，放入红茶中，用红糖或者蜂蜜来冲服，每天饮3～5杯。此方有祛寒、利尿、温热身体的功效。坚持每天饮用，身体会越来越温热，肌肤会越来越光滑。

注意：白砂糖容易让身体感觉寒冷，所以不要使用。

2.中药热熨：取益母草、黄芪适量，放锅中炒热后，用纱布包裹好，放在肚脐周围的皮肤上，来回或旋转移动。此法能够改善虚寒证引起的气血不畅、肠胃不适、月经不调、痛经闭经等症状。若在所取药材中配以透骨草、红花，炒热后，在背部、腿部进行热熨，可以活血化瘀，对缓解寒湿引起的肌肉酸痛、风湿性关节炎等效果显著。

3.少吃使体温下降的食物，如香蕉、菠萝、芒果、瓜类、蛋糕、可乐等；多吃提高体温的食物，如莲藕、胡萝卜、黑豆、海藻、大蒜、姜、葱、奶酪等。

4.心理调节。精神紧张会阻碍血液的循环，让身体变冷，导致脏器功能低下。脏器功能低下时，身体就会出现不适，心情跟着低落，心情的低落又会造成精神紧张，阻碍血液循环。所以，有效的心理或精神上的"排毒"能够神奇地"治愈"身体创伤。保持正面、积极的情绪，怀着感恩和开阔的心理，就会不断从外界吸收和积聚发热的能量，体温自然就会因能量的积聚而上升。

寒不寒早知道，辨别体内寒气的小技巧

寒证，可以由感受寒邪而致，也可以由机体自身阳虚阴盛而致。感受寒邪，侵犯肌表者为表寒，直接侵犯内脏者为里寒，自身阳虚者，多为虚寒。

下面再给大家介绍一下，到底该如何看身体有没有寒证。

通过面色看寒气

以下几种面色，往往提示阳虚而有寒气。

1.面色白：面部毛细血管充盈不足所引起。中医认为，这大多为虚寒或失血所致。面色白而虚浮，属于气虚、阳虚；面色苍白而枯槁，属于血虚。气血不足，内里必有虚寒，多见于久病体虚、大出血、慢性肾炎、呼吸系统疾患以及有贫血倾向的人。

2.面色萎黄：面色萎黄，没有光泽，常提示脾虚、气虚、血虚，也见于寒湿内停。

3.面色青：面部青筋显露，或整个面色发青，见于受寒、惊风、气血瘀滞、剧烈疼痛等，都提示体内有寒气。

4.面色嫩红：一般来讲，面色红赤代表有热，但也有整个面部浮白，而颧骨周围嫩红者，往往是内寒深重、阳气浮越的表现。

5.面色黑：肾虚有寒、瘀血水饮停积的人，往往面色发黑。严重者如尿毒症晚期，轻浅者如熬夜后眼圈周围发黑、"熊猫眼"，都是血瘀寒积的表现。

通过舌苔看寒气

以下舌象，表明阳虚有寒气。

1.舌色淡白或嫩白：这种舌头的颜色比正常的淡红舌要浅淡，甚至是明显地泛白色，往往是血气不能充盈舌部的表现，见于气血亏虚、阳虚寒积之人。

2.舌色青紫：舌头颜色发青，或带有紫气，或紫色，同时舌头润泽而不干燥，甚至水滑欲滴涎水，是阴寒内盛的表现。

3.舌苔白：白厚而腻的舌苔，提示寒湿或痰湿内停。特别是白滑而润泽者，提示寒饮水积。

另外，不管舌苔的颜色是黄是白，是灰是黑，只要舌面润泽，口不干渴，甚至口水难禁，水滑欲滴，都说明阳虚而有寒气。

呼气可辨寒热

1.口鼻呼出来的气是凉是热，是辨别寒热的重要线索。感冒、发热、身体不舒服时，将手背贴近口鼻，呼气时如果能明显感觉到气是热乎乎的，多属于热证、上火、受了风热。相反，呼出的气如果是凉的，则表明肺内有寒气，属于寒证虚证，这时候即使是高热、咳嗽、痰黄，也不能自行轻易使用清热泻火的药，最好去医院请医生诊治。

2.咳出的痰是清稀的、白色泡沫状，甚至像清水一样的，一般属于寒。稠厚的、黏黏的、黄而不易咳出的痰，一般属于热。特别提醒朋友们，当你感冒发热、支气管炎发作时，如果咳出的痰是清稀、色白、泡沫样的，千万不要自行使用清热止咳化痰药，那会使你的病情雪上加霜，此时抗生素也要慎重选用，应找医生诊治，做到对症用药。

平衡人体自身与环境的温度，
是你不生病的法宝

头部高高在上，主宰统筹着全身，所谓"高处不胜寒"，当外界气温低于20℃高于10℃时，从头部散失的热量占人体总热量的30%，气温为4℃时，散失热量占60%。因此，在冬天戴上帽子防寒是很有必要的。

鼻孔是自然清气进入人体的第一道关口，也是寒气入侵的第一道关口。在天气突然变冷时，人们受寒的首发症状为鼻塞、流涕、打喷嚏等。

治寒气引发的鼻塞流涕的速效法是在百会穴上贴雪莲花。百会穴位于头部，诸阳之汇，对此穴进行操作有提升阳气、温阳散寒的功效。雪莲花生于寒山地，性温，是一种极耐寒的植物，具有除寒、壮阳之功。

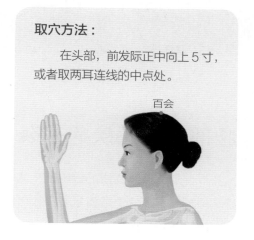

取穴方法：

在头部，前发际正中向上5寸，或者取两耳连线的中点处。

百会

具体做法：取几瓣雪莲花，捣烂，拨开百会穴旁的头发，将捣烂的雪莲花敷在穴位上，然后用医用胶布贴好，鼻塞症状很快就能被缓解。

止喷嚏最有效的食疗方——姜糖苏叶饮。取生姜3克，红糖15克，紫苏叶3克。将生姜洗净切丝，同紫苏叶一起放入瓷杯内，加入红糖适量，用开水冲泡，盖上盖温浸10分钟后，趁热服用。

此方中，生姜性微温，味辛，有温暖、兴奋、发汗、止呕、解毒、健胃等多种功效。紫苏叶性温，能够解除肌表的寒气。红糖性质平和，可助脾、补血。三味合用，能温中散寒，解表发汗，常用于以受凉受风之后周身怕冷为明显症状的风寒感冒。此外，对于咳嗽气喘伴有怕冷偏，正头痛，怕风怕凉者，以及在遭受暴雨、冰雪、寒风侵袭后，都可以饮用本汤。

另外，除了上面的食疗方，患者感冒流鼻涕时，可取两个鲜葱叶，在睡觉时，把空心葱叶塞进鼻孔里，3小时后取出，通常一次即可治愈。如果效果不明显，第二天再塞一次，直到起效为止。

美丽，
从腰部开始

腰部受寒，疾病来袭

女性的腰部是健康的敏感区。从中医的角度来说，腰为肾之府，腰好肾才好。一旦腰部受寒造成肾气受损，人就会畏寒、无力，并出现食欲缺乏、倦怠等症状。不仅如此，腰部、脐部受寒，久而久之，寒气会逐渐积聚于小腹，还会引发多种疾病，如月经不调、白带异常、肠胃功能减弱、腰椎间盘突出等。严重者还会出现不孕不育的现象。

时下，很多女性迷恋上了"低腰裤、露脐装"，将腰部和肚脐裸露在外。殊不知，自己在追求所谓"美丽"的同时，却在亲手摧毁着自己的身体，实在让人忧虑。

在此，我提醒爱美的女性：一定要少穿低腰裤、露脐装，不要拿自己的健康做筹码。一定要好好保护自己，须看天气和身体状况穿衣服，注意腰部的保暖。

腰部在受到寒冷的刺激时，多半会引起腰部周围的小血管收缩，并使肌肉痉挛。这符合物理学中热胀冷缩的原理。痉挛发生时，腰周围的脊椎会受到拉扯，轻者会出现腰痛，重者可能会患上椎间盘突出症。

下面给大家介绍几个缓解腰痛的按摩小技巧。

具体操作为：疼痛发作时，用拇指指腹在腰骶处摸，发现有压痛的硬结时，则以指腹压其上，揉压2~3分钟。这个方法具有舒筋活络，促进局部血液循环的作用。腰痛患者坚持按几天，很快就能缓解疼痛。

此外，每天将双手搓至发热，放到腰部，焐腰；或者常做拉双杠和倒走的动作。方法：俯卧位，双掌重叠压在腰部痛处，一呼一吸为一次，做10~15次；晨起、睡前或工作期间，以双手手掌上下揉按摩擦腰背肌肉50~100次，同时扭动腰部。

以上方法能有效地缓解腰部受寒引起的不适症，还有强肾的作用。腰椎间盘突出患者，也可以用上述方法来调养。

温暖你的子宫：
赶走宫寒，让子宫更健康

"宫寒"顾名思义，就是"子宫寒冷"，中医所说的子宫，不仅仅是孕育宝宝的那个"房间"，它的范围要更大些，包括子宫、卵巢等多个器官。子宫其实是最怕寒冷的。"百病起于寒"，子宫受寒，易造成血气遇寒凝结，主要症状表现为下腹坠胀、疼痛，得热则缓和；白带多，痛经，月经失调；炎症反复发作、容颜衰老，严重者还可能造成不孕，或妊娠后胎儿发育迟缓等。

那么，哪些女性朋友更易患"宫寒"呢？

第一，从体质上来说，阳虚体质者易患宫寒。此体质之人，平日就怕冷，手脚容易发凉，这说明体内的"阳气"不足，所以出现"宫寒"的概率比其他体质的人要大。

第二，生活习惯也会造成"宫寒"。有些女性朋友特别爱吃冷饮，或者为贪图凉快，将空调温度调得过低，或者是为了漂亮，隆冬时节着装单薄，或穿低腰裤，很容易使腰腹部着凉，造成子宫寒冷。

第三，从全身理论来讲，脚后跟是子宫和卵巢的反射区。有些女性在家时经常都是穿着拖鞋，这就使子宫和卵巢的反射区暴露在外，很容易受寒，导致宫寒。

那么，如何才能预防宫寒呢？建议女性朋友注意以下几点：

1. 进入立秋后，少吃冷饮、白菜、白萝卜、绿茶等虚寒性的食物。从冰箱里取出的食物也不要马上吃，最好先放置一段时间再吃。另外，在吃冷食之前最好先吃一些热食垫底，以防止冷食直接刺激内脏。

2. 在平时常吃补气暖身的食物，如核桃、枣、花生等。

3. 女性在经期要特别注意防寒避湿，避免淋雨、涉水、游泳、湿发出门等，尤其要防止下半身受凉，注意保暖。

4. 建议"宫寒"女性要常搓脚心。中医认为，脚是人的第二心脏，搓脚心能刺激脚上的大部分穴位，有助于驱走寒气，令身体暖和。特别是到了冬天的晚上，躺在被窝里就手脚冰凉、睡不热、特别怕冷、两脚不敢伸直、整夜蜷成一团的女性，只需每晚洗脚后仰卧在被窝中，先把左脚伸直，足背放平，用右足心搓左足背100次，然后把右腿伸直，足背放平，用左足心搓右足背100次，以搓热为度。夜间醒后，可以再做此法，有利于睡眠。坚持搓一个月，你就会发现自己不怕冷了，有失眠的人也不再失眠了。

最后，若女性出现了"宫寒"症状，最明智的做法就是到正规中医院接受治疗。如果症状不严重，或是偶尔受了寒，可以给自己煎一碗祛寒汤：用红糖2汤匙、生姜7片，水煎10分钟即可，饮用1~2次就可以驱走寒气。

生姜水泡脚祛寒：把冻出来的痛经泡回去

天气变冷以后，大多数女性会出现痛经症状，原本就有痛经的女性，此时痛经症状会加重。中医认为，这种情况下的痛经多半是冻出来的，尤其是长期穿露脐装、低腰裤、衣着单薄的女性。

女性的生殖器官是最怕冷的，寒气侵袭肾脏、子宫，就会形成宫寒，寒凝则气血运行不畅，从而导致痛经、经期紊乱、月经失调，严重时造成排卵不正常、不孕等症。

有一个预防寒冷造成痛经的小窍门，有痛经的女性朋友不妨试试看。生姜水泡脚：取生姜300克，切成薄片，锅中加入半盆清水，放入姜片，用大火煮沸，再改用小火煮 10 钟，煮成浓浓的生姜水，倒入洗脚盆内泡脚。生姜的辛辣能祛寒，有发散、宣通郁塞、疏经活络的功效。身体暖和了，痛经自然也就消除了。

刺激后溪，壮阳气，调颈椎

一进入冬季，很多年轻爱漂亮的女孩依然喜欢穿低领衫、低腰裤，把整个脖子、腰都露出来。我们知道，颈前和腰部是人体最薄弱的区域，受寒后除颈、肩、腰部外，全身皮肤的血管都会收缩，如果长期受寒，那么，颈腰椎不适就将接踵而至，表现为：酸胀、隐痛、发紧、僵硬等，严重者还会出现头晕、头痛、恶心、免疫力下降等症。

颈、肩、腰部不适，多发生在长期伏案工作的女性中。当女性长期保持同一姿势伏案工作或学习时，上体前倾，颈椎紧张，必然会导致督脉经气不通。督脉掌管全身的阳气，督脉经气不畅，则阳气不通，不能温煦脊背，再加上冬天暴露在外的肌肉受寒后血液循环缓慢，如不注意保暖，则很容易导致肌肉酸疼，严重者还可能引发腰痛、颈椎病。

如何解决这一问题呢？在临床上，中医通过按摩后溪穴来解决，一直以来取得了相当不错的效果。

后溪穴，位于小肠经上，此穴是奇经八脉的交会穴，通于督脉，能壮阳气、调颈椎、正脊柱。主治头颈强痛、腰背痛、手指及肘臂挛痛等。

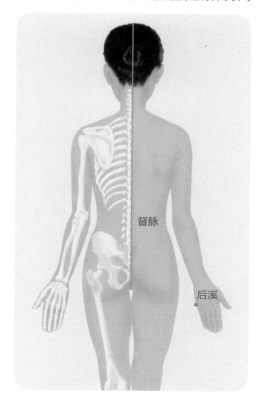

督脉

后溪

按摩方法很简单：坐在桌子旁，将双手后溪穴的这个部位放在桌子沿上，用腕关节带动双手，轻轻地来回滚动，每次刺激3~5分钟，每小时刺激一次，即可达到防治颈椎和腰椎病的效果。另外，落枕后揉后溪效果也不错。

除了穴位按摩，再给大家介绍一个简单而有效的缓解颈椎疼痛的小动作。

准备：站立，挺直，收下颏、挺胸、收腹，两脚呈外"八"字。

练习方法：双手侧平举，像钟表时针与分针指到9点15分一样，然后两臂向上抬，举到10点10分处，连续做100~200次。

注意事项：全身挺拔、双臂像飞鸟的翅膀一样上下扇动；手臂尽量向后"贴"，每天做一组。

这个动作对颈椎关节、肌肉是一种综合锻炼，可缓解颈部许多问题，对患有颈椎疾病的人是一种很好的练习手段，对预防肩周炎也有一定的作用。

"灸"出暖女人，
每个女人身上都藏有祛寒的良药

灸法又名灸疗，主要是使用艾绒或其他药物放置在体表的腧穴或疼痛处烧灼、温熨。借灸火的温和热力及药物作用，通过经络的传导，以温经散寒、行气通络、扶阳固脱、升阳举陷，达到治疗疾病、防病保健、养生美容之功效。

朱丹溪说："血见热则行，见寒则凝。"就是说，"寒气"可影响气血运行，变生百病，包括女性妇科病，都是寒气惹的祸。在中医里最好的祛寒方法就是"艾灸"。临床上常用灸疗治女性因寒而得的妇科疾病。主要采用的灸法有：艾炷灸、艾条灸、艾盆灸、温针灸等。

除去医馆治疗外，在家里进行艾灸治疗也不失为一个经济实惠、安全

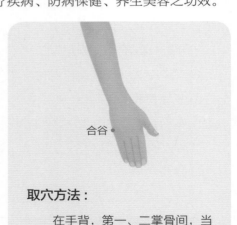

合谷

取穴方法：

　　在手背，第一、二掌骨间，当第二掌骨桡侧的中点处。

有效的好方法。特别是寒性体质的女性，抽时间做做艾灸，祛除体寒，保持气血顺畅、经络畅通，很快妇科疾病就会远离你。

艾灸治妇科病，主要采用的是隔姜灸。隔姜灸取材简单，生姜一块（最好用新鲜的，汁多，祛寒功效更好），其次还需一包艾绒或若干艾条，二者任选其一即可。

艾灸可选择艾条或艾炷灸。艾炷灸可用艾绒制成中等大小的艾炷，在生姜片上扎小孔，放在穴位上；然后，将艾条或艾炷直接放在姜片上，点燃，每次每穴灸5~10分钟。每日1次，或隔日1次。灸时，穴位处过烫时，可上下或左右移动姜片，注意不要移太多，不烫时再移回所灸穴位处。艾灸时，所灸之处，有酸痛、温热、舒服的感觉，为灸感，说明有效；灸后，皮肤出现红晕属正常现象。

下面介绍两个专为女性朋友准备的温灸要穴。

关元穴

关元，就是众所周知的"丹田"穴，道家认为丹田是人身之根本。关元，是小肠经的募穴，是调节火力的一个通道。经常温灸关元，可以向人体输送阳气、散寒除毒、开郁破滞、助气回阳。能治一切阳虚证、气虚证，如畏寒怕冷、小便频数、泄泻、腹痛、月经不调、带下异常以及一到冬天就手脚冰凉等症状，都能通过灸关元改善。总之女性常温灸关元穴，腹中就会暖洋洋的，腹中的寒气温散，有百利而无一害。

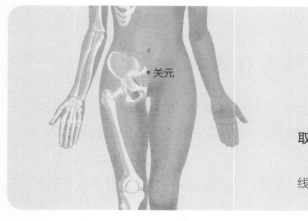

关元

取穴方法：

在下腹部，身体前正中线，脐中下3寸。

足三里穴

足三里是胃经上的要穴，温灸足三里，可促进气血运行，起到散寒驱邪、止痛、化瘀、消肿的作用，并能健脾补胃，提高机体的免疫功能，对治胃中寒、腹胀满、胃气不足、腹痛、食不消化等症有良好效果。

艾灸虽说简单，但并非只是烘烤而已，初次艾灸者需要注意以下几点：

1. 点燃的艾头与皮肤要保持 1～2 厘米的距离，以病人能耐受的热量为度。每天灸一次，每次每穴灸 5～10 分钟为宜。

2. 注意以下情况不适合艾灸：大醉、大怒、大惊、大喜、过劳、过饱时禁灸。有热性病、阴虚阳亢以及邪热内积的人不宜艾灸。

3. 另外，皮肤过敏者、孕妇、女性月经期间不宜艾灸。

4. 如果在艾灸中突然出现头晕、眼花、恶心、心慌出汗、颜面苍白等症状，应立即停止施灸，开窗通风。

总之，只要大家能够长期坚持艾灸，就能使身体康泰，乐享幸福快乐的生活。

取穴方法：

在小腿外侧，犊鼻下 3 寸，距胫骨前缘 1 横指。

看好肚脐，让寒气有孔不能入

肚脐又名肚脐眼，中医学中称之为"神阙"。神阙是腹部的核心，通过刺激或施药于神阙穴，对治疗腹部疾病如腹痛、慢性腹泻、五更泻、产后尿潴留等疗效显著。

神阙还是心肾交通的门户，心藏神，肾藏志。五行中心属火，肾属水，如果不护好肚脐，寒气入脐，就会造成心肾水火不能通达调剂，从而引起阴阳失调、腹中虚冷、腹痛腹泻、肠鸣、小儿厌食、老人滑肠失禁、脱肛、水肿、鼓胀、妇人宫寒不孕、中风、霍乱、角弓反张、不省人事等症。

"寒则灸之，热则凉药敷之。"神阙在治寒证时，以灸为宜；治疗热证时，以凉药敷为宜。

身体冷痛、腹部不适的简单灸法：取一把粗盐，填在肚脐眼上，放上切成薄片的姜片，然后用艾灸的方法灸到肚脐中填满黄色的淡盐水为宜。隔段时间灸一次，能起到祛寒、增强免疫力的功效。

提醒大家，在艾灸神阙时要注意4点：1.肚脐周围皮肤有损伤、炎症时不能灸；2.饭后、空腹不宜灸；3.艾灸时，点燃的艾头要与肚脐保持3厘米的距离，以免发生烫伤；4.孕妇禁止艾灸肚脐。

除艾灸外，女性还要重视日常脐部保健，最简单的方法是按揉：将手心放在肚脐上面，顺、逆时针交替揉肚脐及四周皮肤，长期坚持，对增加肠胃蠕动、增强脾胃功能、促进消化有很大的作用。喜欢穿露脐装的爱美女性，脐部最易受寒，从而引起月经不调、痛经等症。坚持每天揉肚脐，症状很快就会消失，同时，还能起到保养子宫、增强子宫功能、预防妇科病的功效。

神阙和关元让你唇色饱满有光泽

拥有迷人、性感、红润、饱满的健康双唇，会给女性的美丽加分。但是很多女性的唇部状态都不尽如人意，要么是干裂、松弛，要么是色泽暗紫，特别是到了冬天，有些女性的唇色会变得发紫，而且手脚总是冰凉。

这多半与体内的寒气过重有关。

中医认为，寒主凝滞，体内太寒时，气血运行不畅，就会出现血瘀，血液瘀滞堵塞后，气血不能很好地濡养嘴唇，所以受寒女性的唇色会发紫和发暗。

要想改善唇色，就要祛寒、温阳，最简便的方法就是灸神阙和关元。

两穴灸法都用隔姜灸。

除了灸神阙和关元外，每天也可以用食指按压"承浆穴"，此穴位于下唇动静脉的分支上，按摩此穴可促进唇部的血液循环，使唇色变得自然红润，还有防秋燥的功效。特别适用于因运动不足、睡眠不好或体质虚弱，而导致唇色苍白暗淡的人。

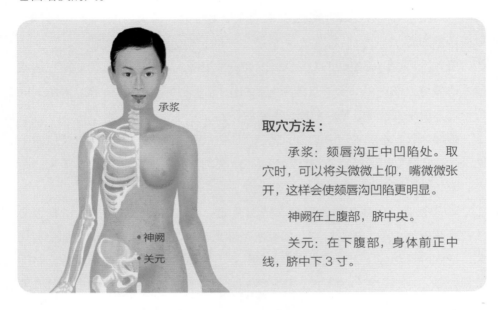

承浆

取穴方法：

承浆：颏唇沟正中凹陷处。取穴时，可以将头微微上仰，嘴微微张开，这样会使颏唇沟凹陷更明显。

神阙在上腹部，脐中央。

关元：在下腹部，身体前正中线，脐中下3寸。

神阙

关元

姜，温暖人体的"春姑娘"

生姜，性微温、味辛，入脾、胃、肺经，具有发散风寒、化痰止咳、温中止呕、解毒的功效。中医临床上，常用生姜来治疗外感风寒及胃寒呕逆等，被称为"呕家圣药"。

民间有"冬吃萝卜，夏吃姜，不用医生开药方"的说法。姜是夏季祛寒、养脾胃佳品，特别适于夏季喜食冷饮、空调下久坐的女性。此外，生姜中的姜辣素进入体内后，能产生一种抗氧化、对付氧自由基的酶，它的抗氧化性很强。所以，女性常吃生姜还能美容。

下面介绍几款生姜的食疗良方，供大家日常选用。

内服方

方1：取鲜姜、橘子皮各15克，用水煎服，一日3次。可治疗时常胃疼、恶心呕吐等，服后即可见效。

方 2：取鲜姜 25 克切碎，加上红糖，以开水冲泡服用。适用于外感风寒、鼻子不通气、流清鼻涕、头痛发热或被雨淋后发冷、肚子痛、胃寒呕吐等。

外用方

治失眠：取生姜 15 克切碎，用纱布包裹置于枕边，闻其芳香气味，便可安然入睡。连续使用 10 天至 1 个月后，睡眠就会明显改善。

治风寒骨病、关节痛（患部有冷感）：取鲜姜、大葱等量，切碎炒热，用布包好，贴在患处有良效。

除此以外，生姜还具有解毒杀菌的作用，生活中，我们在吃松花蛋或鱼蟹等水产时，通常会放上一些姜末、姜汁，目的就是杀菌。生姜不但能杀灭食物中的细菌，还能抑制皮肤真菌和杀灭阴道滴虫，可治疗各种痈肿疮毒。常吃还可以起到防癌的作用。

最后提醒大家，姜适用于一般人群，尤其适用于伤风感冒、寒性痛经、晕车晕船者。但阴虚内热及邪热亢盛者忌食。

寒去"便"自通，治便秘的良方

经常便秘的女性，如果伴有手脚怕冷，有气无力，面白神疲，后背易受寒，平时不喜欢运动，动则汗出如雨，虽有便意但临厕又难解出等问题，则多为中医所说的"阳虚"型便秘，也就是俗称的"冷底"或是"寒底"。

通常提到便秘大家都会认为与"上火"有关，其实，肾虚也可导致便秘。中医认为，肾开窍于二阴，司二便，主五液，肾阴不足时，则大肠失于濡养，导致大便干燥，排便困难；同样，肾阳不足，大肠失去温煦，传运无力，也会形成便秘。

中医在治疗这种"肾阳虚"型便秘时，常以温阳润肠入手，常用的药材有鹿茸、肉桂、高丽参、紫河车、附子、人参、苁蓉、补骨脂、菟丝子、熟地黄、当归、阿胶、枸杞子、龟胶等。可以在以上药材中任选一种或两种，每种取用 5 克，可单独煎汤喝，也可以和鸡、鸭、羊肉或鳗鱼一起炖煮滋补。

寒从脚起，花的根部需要温暖对待

热水泡脚是最原始的祛寒法

俗话讲"寒从脚下起"，是因为脚离人体的心脏最远，并且从心脏发出的血液，"长途跋涉"流到脚部后，不仅速度减慢，而且血量也会减少。我们都知道脚的皮肤薄，脂肪少，保暖性差，再加上没有充足气血的温煦，所以脚掌皮肤温度最低，也最容易受到寒邪的侵袭。

特别是到了冬天，天气寒冷，脚部更易受寒。坚持用热水泡脚有利于促进气血运行、疏通经络、解表散寒，能有效地缓解手脚冰凉，温暖全身，促进脑部供血等。如果能在热水中加入生姜片、花椒等辅料，会加强祛风散寒的功效。但是泡脚并非人人都适用。

第一，有严重脚气的人，病情严重到脚上起泡，不宜用热水泡脚，否则会造成伤口感染。

第二，泡脚时间控制在 20 分钟最佳，泡几个小时最不可取。特别是老年人，一旦泡脚时间过长，会引发出汗、心慌等症状。

第三，孕妇泡脚忌水温过热、时间过长，这样会加速血液循环，严重者可能会引起流产，长期用过热的水泡脚还不利于胎儿的正常发育。因此，孕妇泡脚水温以不烫脚为宜，时间控制在 10 分钟左右。

寒病泡脚有良方

泡脚可以有效治疗日常生活中常见的一些寒证疾病，下面为大家介绍一些治疗常见寒证疾病的足浴方。

方1：治风寒感冒或头痛。取生姜、花椒各200克，放入水中煮沸两三次，倒入盆中，待水温能承受时泡脚，水凉后继续兑入开水泡，泡半小时左右，每晚临睡前泡1次。三天后感冒即可痊愈，感冒引起的头痛症状也会消失。

方2：治肾阳虚腰痛，可见腿膝无力、体力劳动后疼痛加重、手足不温。取肉桂、葱头各50克，吴茱萸100克，生姜150克，花椒80克。将以上材料用纱布裹好，放入锅中水煮10分钟，待水温适宜时浸泡双脚。每日一次，每次30分钟。

方3：治寒性痛经。取小茴香400克，放入锅中煎半小时，滤渣留汁，兑入温水中泡脚30分钟，每日1次。

泡脚除治疗寒证外，还可治疗神经衰弱、中风后手足痉挛等疾病，方法如下：

治神经衰弱。取夜交藤500克，水煎，去渣留汁，混入温水中浸泡双脚30分钟，每日1次。

治中风后手足痉挛。取伸筋草、透骨草、红花各6克。锅内加入清水5000毫升，放入以上药材，煮10分钟，倒入盆中兑入温水，浸泡双足，每日3次，1个月为一个疗程。

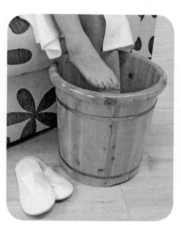

吃羊肉，温补与美容一举两得

如今，很多爱美女性都奉行吃素，害怕发胖等原因让她们不肯吃肉，其实，适当吃些肉，对身体、对美容养颜还是很有帮助的，特别是羊肉，更是女性美颜不可多得的佳品。

羊肉是补元阳、益血气的温热补品，具有暖中补虚、补中益气、开胃健力、益肾气的功效，所以被称为"人类的保健功能食品"。现代医学认为，羊肉能御风寒，又可补身体，是慢性气管炎、虚寒哮喘、肾亏阳痿、腹部冷痛、体虚怕冷、腰膝酸软、面黄肌瘦、气血两亏、病后或产后身体虚亏等一切虚证患者的首选食疗方。

此外，羊肉中还含有美容必需的维生素 B_1、B_2，能温补气血、驻颜、美白肌肤、乌发固本、延缓衰老。羊肉蛋白质含量高，脂肪含量低，所以经常食用，也不易引起肥胖，加上羊肉是温热的补品，所以寒冬常吃羊肉可益气补虚，促进血液循环，增强御寒能力。特别适合冬季体质虚寒、乏力、手脚冰冷的女性食用。

另外，羊肉性温，炎热的夏季喜食性质寒凉的蔬菜、水果、冰镇啤酒、冰激凌等，且长时间在室内吹冷气的人，易造成脾胃受寒，适当地吃些羊肉可以祛湿气、祛脾胃寒气、暖胃生津、保护胃肠。但体质偏热、阳气偏盛的人，有发热、牙痛、口舌生疮、口吐黄痰等上火症状者都不宜食用。另外，患有肝病、高血压、急性肠炎或其他感染性疾病以及发热期间也不宜食用羊肉。

羊肉食法众多，蒸、煮、炒、涮等无一不可。女士吃羊肉能温补气血，男士吃羊肉则可补肾助阳。

下面给大家介绍一款美味的羊肉美颜食疗方。取羊肉250克，鲜山药500克，糯米100克。先把羊肉煮烂，再加入山药和糯米，煮成粥。早晚各食1次。具有美容、祛寒健身的功效。

特别提醒：羊肉膻味大，祛膻味可以在煮制时放个山楂或加一些萝卜、绿豆；炒制时放葱、姜等作料也可以祛除膻味。另外，要注意烹饪羊肉忌用铜器；羊肉反半夏、菖蒲，且不宜与南瓜同食。

当归生姜羊肉汤——秋冬祛寒的良方

当归生姜羊肉汤，是女性温补身体的首选汤品。

此汤中，羊肉，养肝补虚，主治产后虚冷、腹痛；当归，补血活血，又能止痛，同时还能增强羊肉的补虚温肝之力；生姜，温补肝血，散寒调经止痛，能提升羊肉的散寒暖胃之功，又可去除羊肉的膻味。

三物合用，温中补血、调经散寒。主治妇女血虚寒凝引起的月经不调，月经推迟，血虚经少，血枯经闭，痛经，经期头痛，寒疝，乳胀，子宫发育不良，胎动不安，习惯性流产，产后腹痛，头晕，面色苍白等症。

此汤在制作时，须根据症状来安排药材的用量。

治疗腹痛、疝气、两胁疼痛，以及妇女产后气血虚弱导致的腹部凉痛、血虚乳少、恶露不止等比较严重的病症时，当归、生姜的用量可适当增加，可取当归、生姜各45克，羊肉500克，这样做出来的汤效果明显，但药味会比较浓厚。

对于轻度的血虚有寒者，比如平时怕冷、年老体虚的慢性病患者，以及长期工作劳累、精神紧张，出现疲乏无力、头昏失眠、容易感冒、脸色偏黄者，可用当归3～5克，生姜30克，羊肉500克，或者根据自己口味适当做些调整。

当归生姜羊肉汤的具体做法：

1. 将羊肉洗净，除去筋膜，切成小块，生姜切成薄片，当归洗净。

2. 把生姜和当归用纱布包好，与羊肉一同放入锅里，加入适量的水，先用大火煮开，再改用小火煨2小时左右即可。

服用时加盐和其他作料调味，吃肉喝汤。可根据自己的实际情况，半个月吃一次。

最后提醒大家，此汤温热，羊肉属于发物，因此患有皮肤病、过敏性哮喘者，以及平时怕热、容易上火、口腔溃疡、手足心热的人都要谨慎食用，否则可能使旧病复发或新病加重。另外，感冒患者，同时伴有发热、咽喉疼痛者也禁食。

脚部冰冷，脚掌酸痛找太白

脚是人体重要的组成部分，具有支撑、负载、减震和行走的多种功能，被认为是人体的"第二心脏"。当足部感受寒冷病邪的强刺激时，会反射性地引起寒性肌肉酸痛、神经末梢循环不良以及手脚冰凉、寒性腿脚酸痛等各种不适。

无论是冬天鞋子穿得不暖和、夏天在空调屋久坐脚底受凉，还是逛街走累了脚疼，这些都可以找太白穴来调理。太白穴是专治脚掌疼痛的穴位。

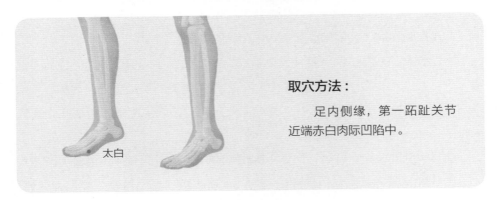

取穴方法：

足内侧缘，第一跖趾关节近端赤白肉际凹陷中。

太白

具体的操作：脱掉鞋袜，将一只脚立起，用另一只脚的后跟来踩踏前一只脚的太白穴。

如果你的脚寒比较严重，按太白效果不明显，可以配合下面的方法一起用。把热水袋灌上温热的水（不可太热，以温暖为宜），把袋口拧紧，然后放在床角或者椅子上，将双脚放在热水袋上热敷。你可以边敷边看书或者看电视，两边都不耽误。

没有热水袋时，也可以找两条较厚的毛巾，在水里浸湿，拧干后，装进塑料袋，放入微波炉转20秒左右；然后扎紧塑料袋口，防止湿气渗出来；接着，用手铺平，放在床角或椅子上，将双脚放在上面也有效。

搓脚心——让冰凉的脚迅速回暖的妙法

从古至今，搓脚心在我国一直被视为非常重要的健身之法。在北宋时期，大文学家苏东坡，每天坚持搓脚心，使他年逾花甲仍然精力旺盛。他曾说："东坡擦脚心，并非随观音。只为明双目，世事清浊分。"

关于搓脚心，还有一段有趣的谚语：

经常摩脚心，健脑通神明。

早晚摸脚，降低肝火。

脚趾多动，疾病少碰。

常搓脚心，防病健身。

常搓脚心，补肾滋阴。

涌泉通全身，常摩助长生。

若要老人安，涌泉常温暖。

中医学认为，搓脚心能"固肾气、滋肾阴、降虚火"，有助于镇静安神、舒肝明目、益智补脑、强身健体。现代医学研究也表明，经常搓脚心，能调节自主神经和内分泌功能，促使血液循环，有助于消除疲劳，改善睡眠，防治心脑血管疾病。

但是，搓脚心必须掌握正确的手法，否则很难达到祛病健身的效果。具体手法：搓脚心前，先用热水洗脚；然后坐在床边，将腿屈膝抬起，放在另一条腿上，脚心歪向内侧；用右手按摩左脚心，用左手按摩右脚心，沿脚心上下搓100次，直到脚心发红发热为止。

每天坚持搓1~2次，持之以恒，有利于女性滋阴补肾、美容养颜，男性补肾固精。对缓解失眠、关节麻木酸痛、腹胀、便秘、健忘、消化不良、食欲差都有很好的疗效。还能调节心、肝、脾、胆等脏腑的功能。

搓脚心的方法并不是单一的，常用的有干搓、湿搓（将脚用温水泡红再搓）、酒搓（搓脚的手蘸一点白酒，酒搓干了再蘸一下）三种。感兴趣的朋友可以尝试不同的搓法。

但是无论选哪一种搓法，都要注意以下几点：

1. 搓完脚心后要休息10分钟再下地走路；

2. 饭后一小时内不搓，搓脚心某一部位的时间不得超过5分钟；

3. 按摩后，30分钟内须适量补水，饮温开水，水温在50℃以上为宜（肾脏和心脏病患者，饮150毫升即可）；

4. 心脏病、糖尿病、肾脏病、高血压及癫痫患者，按摩时间一般不超过10分钟；

5. 按摩后由于毛细血管处于扩张状态，体温稍有升高，严禁用冷水洗或用冷毛巾擦按摩部位。

简单有效不花钱的保健法，让脚瞬间暖起来

　　脚底温暖，人的步履轻快，精力充沛。倘若在冰天雪地里，脚部受寒后，人最先感到的是腿脚发沉无力，精神疲惫。从中医的角度来讲，这是由于脚部经络密集，受寒气时，经络发生凝滞，血液循环不畅所致。

　　当脚部因受寒出现腿脚麻、木、凉、痛，以及身体的多种不适时，若不采取合适的暖脚措施是不利于保健的。

　　下面给大家介绍几种能够让脚瞬间就暖和起来的、简单有效的好方法。

原地踏步

　　做原地踏步来暖脚时，在脚落地时用力要大一些，坚持踏步 5 ~ 10 分钟，双脚就会暖起来。

姜汤法

　　脚凉，全身觉得有寒气的人，可以熬一碗姜汤，趁热喝下，再盖被取暖。特别是涉水淋浴后，脚部受寒的人，更适合用此法。

旋转脚踝

　　坐在椅子上，跷起二郎腿，前后左右随意转动脚踝，转 5~10 分钟。两脚都要转，转动脚踝，促进脚部气血运行，可以起到暖脚的作用。另外，还能舒活筋脉，增加脚部的灵活性，预防扭伤等脚部不适。

举腿法

　　坐在椅子上或仰卧在床上，双手置于身体两侧，将两条腿缓缓举起，垂直于身体，稍做停留后，再缓缓放下，如此重复数次。本法还可以锻炼腹肌，有助于减肥。

吃温暖的食物能让我们的身体温如晨曦

俗话说："十病九寒"，我们大部分的疾病都与寒有关。寒以寒冷、凝滞、收引为基本特征，人感受寒邪或体内虚寒，可导致肌肤收缩、汗孔不开、筋脉拘急、头痛、骨节痛、腰痛、呕吐清水、腹泻；腹痛，得温则轻，遇寒更重，食欲缺乏；四肢冰冷、神疲乏力等症状。

还有，很多白领女性出现"屏幕脸"，出现面色暗淡、长斑、苍白等皮肤问题，可能都与寒有关。

由此可见，寒是影响女性健康与美丽的重要因素，所以女性祛寒刻不容缓。

女性祛寒的方法数不胜数，除了我上面提到的穴位按摩、运动等祛寒方法外，食物更是身体很重要的热量来源。下面我给身体素质较差的女性提供一些防燥、抗寒、祛寒的食物。

煲汤煲粥

冬季对于体质虚寒、怕冷体弱的女性来说，多喝汤和粥是较好的增强抗寒能力的方法。可选择的有：莲子粥、枸杞粥、牛奶粥、八宝粥、红枣山药粥、五色粥等具有健脾胃功效的粥。萝卜排骨汤、杜仲炖鸡汤等也具有润泽腑脏、平补滋阴的功效，特别适合怕冷的女性在冬天食用。

吃牛肉

中医认为，牛肉有补中益气、强健筋骨、滋养脾胃、化痰息风、止渴止涎的功效。寒冬时节，凡体弱乏力、面色萎黄、筋骨酸软、气虚自汗者，都可以以牛肉炖食。常吃牛肉，既能起到御风寒的作用，还可以补身体，对一般风寒咳嗽、慢性气管炎、面黄肌瘦、腹部冷痛、体虚怕冷、虚寒哮喘、肾亏阳痿、腰膝酸软、气血两亏、病后或产后身体虚亏等一切虚证均有治疗和补益效果，最适宜于冬季食用。

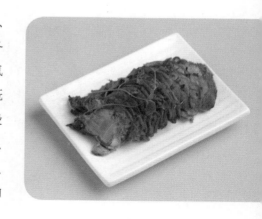

食辣抗寒

辣椒、生姜等辛辣食物可以祛风散寒，促进血液循环，升高体温。具体如辣椒，可刺激食欲、增进消化，能使心跳加快、末梢毛细血管扩张、流向体表的血液增加，所以冬天吃点辣椒可抵御寒冷，并能预防因潮湿而引起的关节痛、腰腿痛和胃虚寒痛。

但是，口腔溃疡、痔疮、结膜炎、角膜炎等患者，最好避开辛辣味食物，免得疾患加重。容易便秘的孕妇、老年人更是要控制食辣，不然更易出现大便秘结的症状。另外，凡是体质偏热、阴虚火旺、肾水不足，平日又易有咽痛、牙痛、痔疮、便秘、干咳痰黄等情况的人均不宜多吃，此类人在寒冷的时节可多吃平性食物。

补充微量元素、维生素抗寒

含碘丰富的食物：海带、紫菜、发菜、海蜇、菠菜、大白菜、玉米等。

含钙的食物：牛奶、豆制品、海带、紫菜、贝壳、牡蛎、沙丁鱼、虾等。

含铁的食物：动物血、蛋黄、猪肝、黄豆、芝麻、黑木耳和红枣等。

另外，冬季我们要适当增加主食和油脂的摄入，保证优质蛋白质的供应。狗肉、鸡肉、鹿肉、虾、鸽、鹌鹑、海参等食物中富含蛋白质及脂肪，产热量多，御寒效果最好。

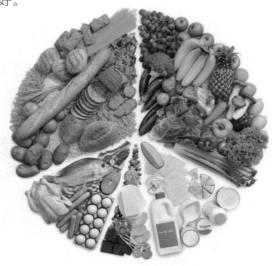

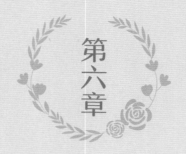

第六章

精雕细琢，汉方美颜
让你越来越有女人味

让女人更有女人味的利器是什么，你知道吗？汉方美容！它包括内服、外用中药，还涉及穴位按摩、面膜、保养动作等一系列传统中医疗法。对改善女性因年龄的增长而出现的新陈代谢趋缓，因紫外线、压力、熬夜等造成的皮肤老化、粗糙、晦暗、松弛、干燥等情况有显著的疗效。

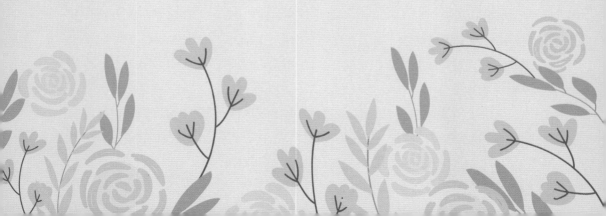

一白遮百丑，
美丽从美白开始

吃什么最能美白——中医推荐的首选美白食材

中医建议我们要"养于内、美于外"，也就是说，只要把体内的脏腑功能调节好，使气血通畅、精气充足、阴阳平衡，就会拥有净白的肤色，告别肤色暗沉、色斑及皮肤水肿、松弛。

现在很多女性经常处于忙碌、压力大、紧张及情绪差、易怒的状态下，这样很容易影响肤色，使肤色失去往日的白皙，变得蜡黄而暗沉。这是肝气郁结所致。中医认为，肝主疏泄，功能是疏泄全身气血及津液，肝气郁结会产生气血逆乱及瘀滞，肤色便会蜡黄而暗沉。所以，要想美白，仅靠化妆品来掩盖是不够的，只有从内在调理才能达到终极美白目标。

从中医角度来讲，女性可以常食的具美白功效的食材是：白萝卜、豌豆、冬瓜等。

中医认为，白萝卜可"利五脏、令人白皙肌肉"。现代医学研究发现白萝卜之所以具备这种功效，是因为其含有丰富的维生素C，维生素C为抗氧化剂，能抑制黑色素合成，阻止脂肪氧化，防止脂褐质沉积。因此，常食白萝卜可使皮肤白净细腻。

中医认为多吃豌豆可以祛斑驻颜，中医古籍曾记载，豌豆拥有"祛除黑黯、令面光泽"的功效。现代研究更是发现，豌豆含有丰富的维生素A原，维生素 A 原可在体内转化为维生素 A，而维生素 A 具有滋润皮肤的作用。吃豌豆还有消肿、舒展皱纹的功能，能紧致眼睛周围的皮肤。

冬瓜可以"令人好颜色，益气不饥，久服轻身耐老"，美白肌肤效果显著。古人擅长使用冬瓜美容。用冬瓜片每日擦摩面部或用冬瓜瓤常常清洗面部，均可使面部皮肤细润滑净并减少黄褐斑。也许这与瓜瓤中含有组氨酸、尿酶及多种维生素、微量元素有关。南北朝的《荆楚岁时记》中还有这样的记载："七月，采瓜犀为面脂，也堪作澡豆。"此处的瓜犀指冬瓜子，面脂、澡豆则是古代美妆用品的代名词。可见，用冬瓜美容已成为一种民俗。现代医学认为冬瓜为瘦身上品，主要是冬瓜含有丰富的丙醇二酸成分，这种物质可抑制糖类物质转化为脂肪，从而防止人体内脂肪堆积而产生瘦身效果。

另外，酸奶也有很强的美白作用，是 DIY 护肤的好材料。它可以淡化暗斑、黄褐斑，令皮肤白嫩、细腻。可以先用热毛巾敷脸，使脸部毛孔充分张开，再抹上酸奶，15～20 分钟后洗掉就可以了。如果脸上有大量因日晒引起的暗斑、黄褐斑，最好一周做两次，与此同时，还需要每天都喝一些酸奶，这样通过内、外同时作用而使雀斑、暗斑、黄褐斑以最快速度消失，美白效果倍增。但要注意酸奶千万不可加热，否则其中的活性乳酸菌会被破坏殆尽，并且产生沉淀物。

杏花，让你摇身变成美白大王

在宋代的古籍中有"杏花洗面治斑点"的记载。主要做法是，将新鲜的杏花捣烂取汁，涂在面部，再轻轻按摩直至皮肤完全吸收。也可将干燥的杏花研成粉末，与蜂蜜一起调匀制成面膜，敷在面部，20 分钟后洗净即可。这是不可多得的美白妙方。杏花中的营养物质可滋润皮肤，改变面部细胞的活力，从而达到面色红润、减少皱纹的美容效果。

杏花不仅能够用来做面膜，还可以做成"杏花粥"食用。杏花在米谷的助力下有利于药效的发挥。从西医营养的角度来说，常食杏花粥，可使肠胃充分吸收杏花内含的抑制皮肤细胞酪氨酸酶活性的有效成分，以预防粉刺和黑斑的产生。

除杏花外，就是我们熟知的杏仁了。现代研究表明，杏仁中含有丰富的维生素 A，是健康肌肤所需的养分之一，有令肌肤光滑之效。

我们都知道，长时间晒太阳会加快皮肤黑色素的形成，特别是夏季，如果不做好防晒准备，恐怕一晒黑就很难再白回来。这时可取干燥的杏仁半杯、温水半杯、脱脂奶粉一汤匙（15毫升）、蜜糖一汤匙（15毫升），将这些原料放进搅拌机内，搅至均匀且呈糊状后，即成为杏仁蜜糖面膜。用它来敷面，你就不必再怕暴晒造成的肌肤无光泽、暗淡、粗糙了。

此外，每天坚持喝一杯杏仁粉也能轻松美白。杏仁粉中含有充足的维生素 E 和膳食纤维，30 克杏仁粉可以提供 6 克蛋白质、7.4 毫克维生素 E 和 3.3 克膳食纤维。这些都是美容不可缺少的物质。如果你想白得更快一点，也可以配以牛奶、豆浆，这些都有美白的功效。坚持每天喝杏仁粉，或者在牛奶或豆浆中泡入杏仁粉，就可以实现三重美白功效了。

让你更亮白，太平公主的美白秘方

太平公主的美容方，"桃花红肤膏"，是一道面膜。

面膜制法：（七月）七日取乌鸡血，和三月桃花末，涂面及身，二三日后，光白如素。（相传唐人韩鄂所编《四时纂要》）

这道面膜里的原料是桃花和乌鸡血。此两种原料看似普通，但选料却颇为讲究，桃花要在每年的阴历三月初三采摘，风干后捣成细末贮藏。待到七夕那天，杀一只乌鸡，将鸡血与干桃花末拌在一起，调制成膏状面膜，使用时均匀涂抹在脸与身体皮肤上，用后皮肤变得光滑柔润，白里透红。

为什么要用"桃花"和"乌鸡血"呢？我国古代人很早就认识了桃花的价值，《千金药方》载："桃花三株，空腹饮用，细腰身。"据《国经本草》记载：采新鲜桃花，浸酒，每日喝一些，可使容颜红润，艳美如桃花。

桃花主要的美容作用，源于花中含有山柰酚、香豆精、三叶豆苷和维生素 A、B 族维生素、维生素 C 等营养物质。这些物质能疏通经络，改善血液循环，滋润皮肤；防止色素在皮肤内的慢性沉淀，有效清除体表有碍美容的黄褐斑、雀斑、黑斑。对防治皮肤干燥、粗糙及皱纹等也很有效，还可增强皮肤的抗病能力，从而防治皮肤病、皮炎以及维生素 C 缺乏病等，对皮肤大有裨益。

为什么要在三月三日采摘桃花呢？因为此时正值桃花盛开的旺季，这一天桃花开得最好，药效更佳。

《名医别录》载：桃花性平，味甘，有泻下通便、利水消肿之功效，可用于水肿、便秘、腰痛、腹痛等症的治疗。治疗水肿、滞气、痰饮积滞、二便不利，取桃花、蜂蜜各适量，沸水冲泡即可。

乌鸡中富含维生素 C、维生素 E，能营养皮肤、延缓衰老，也有助于改善各种皮肤问题。桃花与乌鸡血调和，可促进皮肤的新陈代谢，供给充分营养，所以可以起到美容的作用。此方对白癜风等皮肤病也有一定的辅助治疗功效。若很难找到乌鸡血，也可以用牛奶、蜂蜜等代替。其中，油性皮肤可配牛奶，取适量的桃花末，调以牛奶，敷在面部，20 分钟后洗净即可；干性与中性肤质的女性，可取桃花末与蜂蜜调用。

在家做美容，3 分钟美白果蔬面膜轻松做

鸡蛋美白面膜

适用肤质：各种肤质。

配方：鸡蛋清 1 个，蜂蜜一大匙。

制作：将鸡蛋清与蜂蜜一起放入碗中，搅拌均匀即可。

用法：每天晚上临睡前，洁肤后，将调好的面膜均匀涂在面部，避开唇部及眼部周围皮肤，待 15～20 分钟后洗净即可。每周用 1～2 次。

美丽叮咛：鸡蛋与蜂蜜合用涂于面部，可在肌肤表面形成保护膜，还可以进一步滋润肌肤，令肌肤持久水润，另外还有减淡雀斑、抑制黑色素、美白的功效。

番茄美白面膜

适用肤质：中性、干性及老化型肤质。

配方：番茄 1 个，面粉少许。

制作：番茄洗净，去皮后榨汁，在汁中加入面粉调匀即可。

用法：洁面后将番茄面膜均匀涂在脸上。避开眼、唇周围皮肤。15 分钟后用温水洗净，每周使用 3 次。

美丽叮咛：番茄含有大量的维生素 C，是美白的佳品。面粉可以去除肌肤中的污垢与杂质，使肌肤更有效地吸收营养。两者合用，能润白肌肤，彻底清除肌肤的污垢和杂质，可预防青春痘的生成，有效细致毛孔。选择番茄时，不能选未成熟的青番茄，因为其中含有一种有毒的番茄碱，会伤害肌肤。

玫瑰黄瓜柔白面膜

适用肤质：各种肤质，尤其适用于暗沉肤质。

配方：鲜玫瑰花瓣 30～50 片，小黄瓜 1 小段，面粉 1 大匙。

制作：将玫瑰花瓣浸泡在一碗沸水中 1 小时即成玫瑰花水，将小黄瓜洗净捣成烂泥状。最后把小黄瓜和适量面粉放入碗中，加入少许玫瑰花水，调匀即可。

用法：每天洁肤后，将调好的面膜均匀涂在面部，避开唇部及眼部周围皮肤，待 15～20 分钟后洗净即可。每周用 1～2 次。

美丽叮咛：玫瑰花具有抑制黑色素、滋润皮肤的作用，能让脸部细致、嫩白。小黄瓜具有平衡油脂分泌的作用，能让肌肤亮白，令细胞再生。

战痘秘籍不藏私：
痘美人必修的"战痘"之计

祛"痘印"最有效的食疗方

中医认为，女性面部的青春痘多是火毒与湿毒引起；或者是由于脾胃运化水湿不利，湿热犯肺，肺又主皮毛，脸部就会长粉刺和青春痘。

有些女性想尽各种方法来祛痘，但最终事与愿违，即使痘痘消了，也会留下挥之不去的痘印，怎么办呢？

下面我给大家介绍一个祛痘印的食疗方——薏米百合粥。

从中医的角度来说，薏米性凉，味甘、淡，具有利水渗湿、祛风湿、清热排脓、健脾止泻的作用。百合性寒，味甘，能润肺止咳。两者合用，不但能根除女性脸上的青春痘，还能连痘印一并祛除！

这款食疗方做法很简单：取薏米 50 克，百合 15 克，蜂蜜适量。将薏米、百合洗净，放入锅中，加水适量，煮至薏米熟烂，加入蜂蜜调匀，出锅即成。只要是脸上有痘的女性都可以经常食用此方，一定会收到令你吃惊的效果。

祛痘印除选用上面的食疗方外，女性朋友还可以选用维生素 E、生姜片贴脸，祛痘及痘印的功效也不错。维生素 E 可以在每晚临睡前涂在脸上，第二天早起后洗净；生姜片贴脸，贴 15～20 分钟洗去，此法贴脸时脸部会稍有痛感，但还能承受。无论用哪一种方法，坚持用一周，痘印都能明显减轻。另外，每天用绿茶洗脸也能祛痘印，因为绿茶有消炎的作用。

最后提醒长青春痘的女性，一定要少吃脂肪和糖类食品，少吃油炸食品及葱、蒜、辣椒等刺激性食物，多吃水果和蔬菜，这对祛青春痘、祛痘印都有一定的帮助。同时，还要做好脸部的清洁工作。如常用温水、含硫香皂洗脸；增加每天的洗脸次数，以减少皮肤的油脂堆积。不要用手挤压青春痘，不用油脂类化妆品，不随便使用油膏，不要用肤氢松、肤乐乳膏、恩肤霜等含类固醇激素的外用药膏等。

"洗"出面部毒素，痘痘自然全不见

长满青春痘的女性，学会正确洗脸对祛痘来说是非常关键的。因为长痘表明皮脂腺分泌旺盛，毛孔堵塞，如果我们不加以深度清理，时间久了，就会导致细菌侵入，引起感染、化脓而形成脓包、结节，严重时还会出现囊肿，留下色素沉着和疤痕。

下面给大家介绍一套祛痘的正确洗脸方法。

第一步：准备一条毛巾（干净、柔软）；一块中性香皂（无刺激性的）。

第二步：将香皂放在水温为 22～23℃的水中，揉搓至起泡沫，起的泡沫越多越好。

第三步：用双手把泡沫捧起来洗脸，轻轻地洗 1 分钟。如果感觉脸上痘痘周围的皮肤有疼痛感，就停止。

第四步：用水温在 38～40℃的热水清洗 20 秒，再改换温水淋洗 20 秒，如此反复三遍。此过程中可以用手轻轻敲打面部，如果方便的话，用淋浴器会更好一些，脸距喷头约一拳远，一边用热水喷淋面部，一边用手指肚轻轻敲打面部。再把水调温喷淋 20 秒。

第五步：用干毛巾先把脸上的水擦净，再轻轻地压脸吸水。

最后，在脸部涂上具有收敛作用的化妆水，若涂后觉得有紧绷感，则可多涂几次。

每天早晚坚持用此法洗脸，对早、中、晚期青春痘都有明显效果。

夏枯草茶，把痘痘"喝"光光

喜欢饮茶的女性，长痘时可以坚持饮"夏枯草茶"。这款茶称得上是清凉消痘茶，可以清热降火、解毒消痘，在炎炎夏日给你送来一丝凉爽，将脸部那烦人的痘痘扼杀在萌芽状态。

配方：夏枯草、连翘各30克，金银花、赤芍各15克，薄荷10克，冰糖适量。

制法：

1. 先将夏枯草、连翘、金银花、赤芍放入锅中，加入适量的水浸泡半小时。

2. 用大火煮沸，再改为小火，煮半小时，随后加入薄荷，立刻熄火，闷约5分钟。

3. 待稍微冷却后过滤，加入适量的冰糖，代茶饮用。

功效：这是一款清凉消痘的良茶，特别适合性情急躁、口干口苦以及为便秘所困扰的长痘女性饮用。

特别提醒：夏枯草性寒，味苦、辛，能清肝火、降血压、散郁结，亦能帮助化解体内的毒素，溶解脂肪，是清热泻火的常用药；连翘性微寒，味苦，能清热解毒、消肿散结。但是鉴于两款药的特性，气虚、阴虚发热以及脾胃虚寒的患者应慎饮此茶。

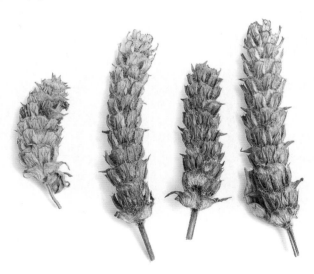

3分钟家常蔬果面膜制作：祛痘排毒面膜

白菜叶祛痘面膜

适用肤质：各种肤质。

配方：大白菜叶3个，酒瓶1个。

制作：取新鲜的大白菜叶（整叶）3个，洗净备用；把洗净的大白菜叶放在菜板上，用干净的酒瓶碾压至叶片呈网糊状即可。

用法：洗净脸后，将碾好的菜叶贴在脸上，每10分钟更换1张叶片，连换3张。每天做一次。

美丽叮咛：白菜叶治疗青春痘和嫩白皮肤的功效特别好。据传，土耳其妇女皮肤白嫩，几乎没有青春痘类的皮肤疾病，都是因为她们经常用大白菜叶来贴脸。

胡萝卜祛痘面膜

适用肤质：各种肤质。

配方：鲜胡萝卜500克，面粉5克。

制作：将胡萝卜洗净，捣碎；在捣碎的胡萝卜与其汁液中，加入面粉搅拌均匀即可。

用法：洗净脸后，将胡萝卜泥敷于脸部，待10分钟后洗净即可。隔一天做一次。

美丽叮咛：本面膜有祛除青春痘、化瘢痕、疗暗疮、抗面部皱纹的功效。喜欢吃胡萝卜的女性，如果能多吃些胡萝卜(炒熟吃，以利于胡萝卜素的溶解吸收)，内外兼治，疗效更好。

绿茶南瓜去痘痕面膜

适用肤质：暗哑或有暗疮瘢痕的混合性肤质宜用；敏感性肌肤慎用。

配方：绿茶粉 2 大匙，南瓜 4 大匙，豆腐 50 克。

制作：将南瓜洗净，去皮及籽，置于锅中蒸软，晾至温热后，与绿茶粉、豆腐一同倒在面膜碗中，充分搅拌，调和均匀成稀薄适中、易于敷用的糊状即可。

用法：洁面后，先用热毛巾敷脸约 3 分钟，接着取适量调制好的绿茶面膜涂抹在面部及颈部，避开眼部、唇部四周，待 15~20 分钟后以清水洗净即可。每周 2~3 次。

美丽叮咛：绿茶粉含有丰富的维生素 C 及类黄酮，具有超强的抗氧化功效，有洁肤、补水控油、淡化痘印、消除皮肤瘢痕的效果。与南瓜豆腐合用，美白肌肤、祛痘、祛痘印的功效加倍。

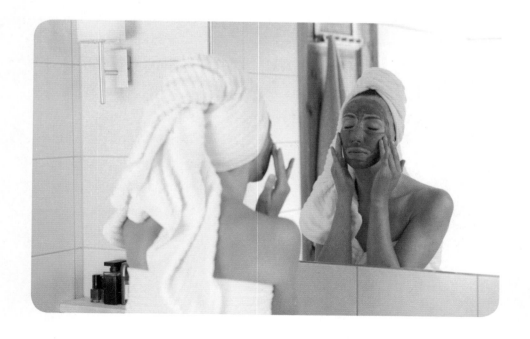

美丽瘦脸俏起来：
从大脸王蜕变成小脸皇后

3分钟面膜，快速瘦脸，变变变

荷叶薏米面膜

适用肤质：各种肤质

配方：干碎荷叶3茶匙，薏米粉2茶匙。

制作：将荷叶浸于水中（水约100毫升），用小火煎煮约2分钟至水剩下少量，滤掉荷叶取其汁液约3茶匙，拌着薏米粉调匀即可。

用法：将调制好的面膜敷在脸上，注意要避开眼及唇部周围的敏感区域，10~15分钟后便可用清水冲洗干净，每周敷2~3次为宜。

美丽叮咛：荷叶味苦、性平，入脾、胃、肝经，有清热解暑、去湿利水之效。《本草纲目》中就曾记载荷叶能"生发元气，散瘀血，消水肿"。薏米，前面我们说到它具有美白淡斑的功效。两物合用，滋养肌肤，使肌肤紧致、光滑，有明显的瘦脸效果。

蜂蜜牛奶柠檬面膜

适用肤质：各种肤质。

配方：鸡蛋清 1 个，牛奶 1 勺，蜂蜜、柠檬汁和薄荷精油各适量。

制作：选用 1 个新鲜鸡蛋的蛋清，1 汤勺牛奶和适量蜂蜜，再加上 1~2 滴薄荷精油和少许柠檬汁，以快速动作加以混合即可。

用法：每天洁肤后，将调好的面膜均匀涂在面部，避开唇部及眼部周围皮肤，待 15~20 分钟后洗净即可。每周用 1~2 次。

美丽叮咛：能有效改善肌肤水肿，令肌肤紧致、润泽。

双下巴动起来——消除双下巴的美容操

简单易做的几个小动作，只要坚持就能达到消除双下巴的效果。

1. 用两手轻轻捏着左右的脸颊，分别向斜上方拉，嘴巴尽量上下张开，口中发出"a"的声音，持续 3 秒，然后尽量缩小嘴巴，发出"o"的声音，让嘴巴保持紧绷。

2. 抬起头，将双手的大拇指放在两侧下颌的根部，其余四指放在太阳穴两侧，将下颌根部的大拇指移至耳后，再移至下颌根部，反复做此动作 10 分钟。

3. 缓缓地抬头，看天，张开嘴，舌头向上送，坚持 10 分钟，收回舌头，闭上嘴，缓慢低下头，重复 10 次。

4. 嘴略张开，下颌左右移动，反复 30 次。每天坚持做 2~3 次，同样可以达到瘦下巴的功效。

5. 双肩保持不移动，将颈部尽可能地前伸，坚持 6 秒钟，然后慢慢将下巴尽可能地向下拉到颈部，将此动作保持 6 秒后放松下来，再重复多次。

伸舌头是改善下巴与脖子之间皮肤松弛的最好方法，能让形成的双下巴减轻。

最后，建议有双下巴的女性，每天在洗面护肤时，也可以做做这五组去双下巴的小动作。只要坚持每天花5分钟做这个美容操，一个月以内就能收到令你满意的效果！

瘦脸美容要穴全知道

拥有了窈窕的身材后，再配上一张巴掌大的极致小脸，这是很多美少女的终极目标，那么如何才能真正地把脸瘦下来呢？不妨用一下中医学里的点穴按摩法。坚持每天做1次，每次半小时左右，两个星期后，不但能达到瘦脸的目的，还有收缩毛孔、防皱的功效。

下面给大家介绍两个可以为脸部舒压、消除赘肉的关键穴位——下关、颊车。

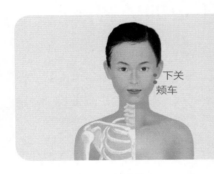

取穴方法：

分别按揉下关、颊车各穴，每穴10分钟，以自觉酸胀感为度。

第一步：指按下关穴，将双手食指放在脸颊两侧下关穴上，一起一落地进行按压。用力由轻到重，再转轻，稍有疼胀感为止。指压此穴的次数，由开始时的5次往后逐渐增加。（每隔3天增加5次）

第二步：指推下关穴，将双手食指放在两侧下关穴上，由下往上推压穴位。用力由轻到重，再转轻，稍有疼胀感为止。指压此穴的次数，由开始时的5次往后逐渐增加。（每隔3天增加5次）

第三步：按压颊车穴，将双手拇指放在两侧颊车穴上，一起一落地进行按压，次数同上。要求按摩动作沉稳，按压力道适中。

第四步：指推颊车穴，用双手拇指放在颊车穴上，由下往上推压穴位，次数同上。要求按摩动作沉稳，按压力道适中。

扫除斑斑点点，
找回白玉般洁白无瑕的脸

认识让肌肤变丑的色斑

我们常见的色斑可以分为先天和后天两大类。先天的色斑包括痣及胎记等。后天色斑常见的有四种，如雀斑、晒斑、黄褐斑（肝斑），以及皮肤发炎后色素沉着引起的斑。

雀斑

雀斑以遗传为主，6岁左右的小孩就可能开始长，多以鼻子为中心，随着年龄的增大，斑的面积逐渐扩大。这类斑基本上无法去掉。

晒斑

晒斑形状特别明显，以圆形为主，主要长在易被晒到的颧骨部位。晒斑是可以用防晒品及面部保养品来淡化的。

黄褐斑（肝斑）

黄褐斑偏爱女性，通常只有女性才长，形状和颜色都不明显，长在脸颊上，大多两侧对称。妊娠期时最易长黄褐斑，所以，在怀孕后要特别注意做好防晒。在斑未变深时，用一些美容保养品是可以淡化的。如果配合使用中药"疏肝理气颗粒"淡斑效果更明显。

发炎后色素沉淀

长青春痘、湿疹后，会因发炎引起色素沉着。症状轻者，有时色素会自行消失，严重者可能会导致皮肤粗糙、色斑加重等。

防斑、抗斑对策

1. 多吃能淡化色斑的天然食物，尤其是富含维生素 C 的水果，例如柠檬、橘子、葡萄、猕猴桃，此外，还可选择燕麦片、绿茶、猪蹄、芝麻等；鱼油、维生素 B_2 也都有淡化色斑的作用，可适量选用。

2. 尽量减少或避免强烈阳光的直接照射，若外出时间达到 15 分钟以上，就必须配备帽子、遮阳伞、防晒护肤品等防晒工具。

3. 不要太劳累，保持良好的睡眠，尽量不要熬夜。

4. 积极治疗原发性疾病。

按掉黄褐斑，还你素面朝天的信心

长了黄褐斑的女性都清楚，黄褐斑是非常难缠的，甚至用了最好的淡斑祛斑护肤品都难以达到祛斑效果。这主要是因为没有对症，如果你确定自己脸上长的是黄褐斑，不妨用以下的按摩方法。

如果黄褐斑长在了鼻梁和颧骨旁，而且还明显伴有一些情绪上的问题，如工作中感觉压力大，易郁闷，爱叹气，总感觉心里像压了一块大石头一样，喘不过气来，一个习惯性的动作是爱长出气，那就不用迟疑，抓紧用下面的疗法，效果非常显著。

中医认为，符合上述症状的长斑女性，多是肝郁引起气滞血瘀造成的。这时候光靠在脸上涂抹化妆品，十有八九是不会见效的。中医讲究"相由心生"，所以，从根上治疗这种斑，最有效的方法是疏肝理气，外加活血化瘀。

如何理肝气呢？我们都知道太冲是肝经上的"出气筒"，只要肝有气不顺，那找太冲准没错。找到太冲，再配以合谷，才能把肝气调理顺畅。在中医看来，合谷能"开四关"，能调理全身的气机。

前面两个穴位主要是疏肝气，再配以活血化瘀的要穴——血海，这样对治疗顽固性的黄褐斑更有帮助。经常刺激以上三穴，色斑想不走都难了。

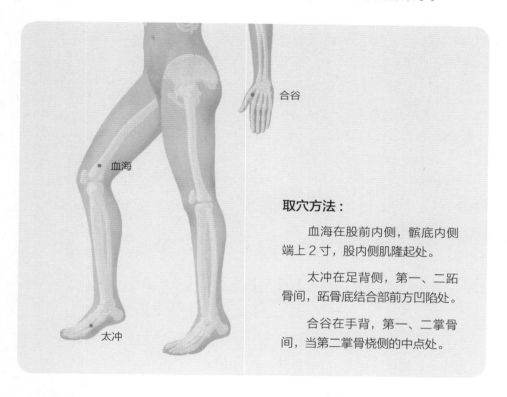

合谷

血海

太冲

取穴方法：

血海在股前内侧，髌底内侧端上2寸，股内侧肌隆起处。

太冲在足背侧，第一、二跖骨间，跖骨底结合部前方凹陷处。

合谷在手背，第一、二掌骨间，当第二掌骨桡侧的中点处。

具体的按摩方法：每天睡觉前先刺激消闷气的两大穴——太冲、合谷，每个穴位刺激3分钟，这样气就顺了。然后，在每天的午饭前按揉两侧的血海3分钟。

太冲、合谷在睡前按，主要是因为最接近肝经最旺的丑时（凌晨1：00—3：00）。血海，是脾经的要穴，按时要选在脾经最旺时，也就是上午9：00—11：00，为了不影响工作，选在午饭前按也是很不错的。

面膜祛斑，白净肌肤还复来

这里所介绍的祛斑面膜，主要是祛除黄褐斑、蝴蝶斑的，对老年斑、晒斑等皮肤色素斑也有一定效果。大家可根据自己的情况选用。

苹果面膜

配方：苹果、番茄各1个，淀粉5克。

制作：将苹果、番茄分别去皮，捣烂成泥，再调入少许淀粉增加黏性，敷于面部。

用法：做完脸部清洁后，将调好的面膜均匀涂在面部，待15～20分钟后洗净即可。每周用2～3次。

美丽叮咛：这款面膜富含维生素C，可抑制酪氨酸酶，抑制黑色素的合成，所以能祛除面部黄褐斑和雀斑，并对皮肤起到增白的作用。

橄榄油蜂蜜面膜

配方：橄榄油50毫克，蜂蜜20克，压缩的面膜纸1个。

制作：将橄榄油放入一个容器中，再将容器放入40℃左右的温水中，隔水温热，至37℃左右取出，调入蜂蜜搅匀，取出压缩的面膜纸放入调好的面膜中浸1分钟。

用法：取出浸满橄榄油和蜂蜜的面膜纸，覆盖在脸上，20分钟后取下。每周坚持做1～2次。

美丽叮咛：这款面膜中，橄榄油富含维生素A，同蜂蜜的多种氨基酸配合，有显著的抗衰老和祛斑润肤的功效。适用于皮肤特别干燥而又多黄褐斑或老年斑者。

香蕉奶油淡斑面膜

配方：香蕉 1 根，奶油 3 小匙，浓绿茶 1 大匙。

制作：先将香蕉剥去皮，放在碗中捣成泥；加入奶油及已经提前冷却好的浓绿茶，充分搅匀。

用法：洗过脸后，将面膜均匀地涂在脸上，避开眼部及唇部周围皮肤，15 分钟后用温水洗净即可。

美丽叮咛：此款面膜，能淡化日晒后形成的皮肤表面色素沉着，使肌肤恢复润泽、亮白，特别适合外出后使用，用 3 周后，日晒形成的黑斑就会被逐渐淡化。

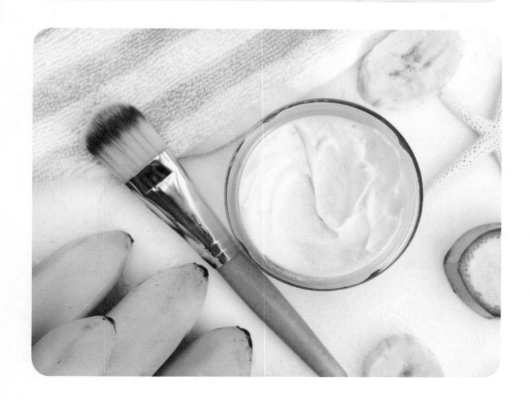

破解肌肤的"皱"语：
不让时间在肌肤上驻足

自制面膜，一举歼灭抬头纹、
鱼尾纹等女人的大敌

皱纹是随着年龄的增长、激素分泌的减少等自然生理现象而产生的。此外，不良的生活方式以及环境对皮肤产生的影响也是我们不容忽视的，如长期的压力过大，阳光下暴晒，吸烟，以及电脑族长期用眼过度，也容易造成眼角水肿、黑眼圈、细纹、皮肤松弛等皮肤老化现象。

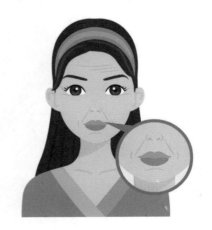

最常见的皱纹有额头的细纹、眼下细纹、鱼尾纹、法令纹等。一般来说，较深的皱纹用祛皱护肤品是很难祛除的，只有一些很浅的细纹，在还没有形成皱纹前，抓紧护理才会有效。

下面给大家介绍几款简易的自制祛皱、美白面膜的方法，大家不妨试一试。

橘子皮蜂蜜祛皱面膜

配方：橘子 1 个，医用酒精少许，蜂蜜适量。

制作：将橘子连皮一起捣烂，倒入少许医用酒精，再加入适量蜂蜜，放入冰箱一周后取出使用。

用法：洗净脸后，将制作好的面膜涂抹在脸上，15 分钟后洗净。每周 2~3 次。

香蕉橄榄油面膜

配方：香蕉 1 个，橄榄油半匙。

制作：将香蕉去皮捣烂后，加半匙橄榄油，一起放入碗中，搅拌均匀后备用。

用法：洗净脸后，将制作好的面膜涂抹在脸上，15 分钟后洗净。每周 2~3 次。

丝瓜汁麦粉祛皱面膜

配方：丝瓜、麦粉各适量。

制作：将新鲜丝瓜榨成汁，加入适量麦粉搅和均匀备用。

用法：洁面后，将制好的面膜涂在脸上，15~20 分钟后用温水清洗干净即可。每周 2~3 次。

常用袪脸部细纹的穴位按摩

下面给大家提供几个简单的穴位按摩法，能淡化细纹、促进血液循环，让你轻松预防并告别细纹的困扰！

袪额头纹

第一步：用双手十指指尖，轻轻敲额头部位的皮肤30～50次。力度从轻到重，以自己能承受为度。

第二步：双手拇指指面着力，自下而上推抹额头皮肤30～50次。力度同上。

第三步：以食指指端，按摩上星穴20～30次。

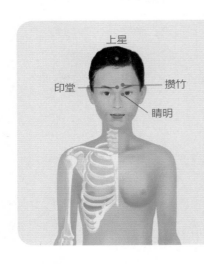

取穴方法：

上星在人体的头部，当前发际正中直上1寸。

印堂在额部，在两眉头中间的凹陷中。

攒竹在面部，眉头凹陷中，额切迹处。

睛明在面部，目内眦内上方眶内侧壁凹陷中。

袪眉间纹

第一步：食指指端着力，按揉印堂30～50次。按摩用力从小到大，以能承受为度。

第二步：食指指端着力，按揉攒竹穴10～20次。按摩用力从小到大，以能承受为度。

第三步：食指指端着力，按揉睛明穴10～20次。按摩用力从小到大，以能承受为度。

祛眼角纹

第一步：用双手食指按揉丝竹空穴10～20次。按摩力度以能承受为度。

第二步：以双手食指按揉瞳子髎穴10～20次，按摩力度同上。

第三步：以双手食指按揉太阳穴30～50次，按摩力度同上。

祛眼下细纹

第一步：双手食指与中指指端着力，按四白穴20～30次。按摩用力从小到大，以能承受为止。

第二步：用双手的食指、中指、无名指，轻拍颧骨处面颊10～20次。

第三步：双手食指按揉两侧颧髎穴10～20次。用力同上。

祛嘴角纹

第一步：用双手食、中指指端按揉两侧地仓穴30～50次。用力以能承受为宜。

第二步：以双手拇指指端用力，轻轻按揉两侧颊车穴30～50次。用力同上。

第三步：以双手的中指和无名指用力，自下巴的承浆穴螺旋状抹至两侧耳垂20～30次。用力同上。

第四步：用食指指端按揉承浆穴10～20次，用力同上。此穴位于下巴正中线，颏唇沟凹陷处。

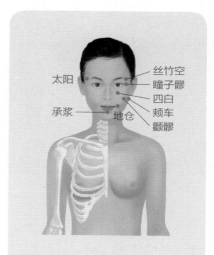

太阳　　　丝竹空
　　　　　瞳子髎
　　　　　四白
承浆　　地仓　颊车
　　　　　颧髎

取穴方法：

丝竹空在面部，眉梢凹陷处。

瞳子髎在面部，目外眦外侧0.5寸凹陷中。

太阳在眉梢和目外眦之间，向后约1横指的凹陷处。

四白在面部，瞳孔正下方，眶下孔凹陷处。

颧髎在面部，目外眦直下方，颧骨下缘凹陷处。

地仓在面部，口角旁开0.4寸。

按揉颊车10分钟，以自觉酸胀感为度。

承浆在颏唇沟正中凹陷处。取穴时，可以将头微微上仰，嘴微微张开，这样会使颏唇沟凹陷更明显。

塑身妙招，
献给每一位女性

去肩部赘肉

女性肩膀上的赘肉多，看起来"膀大腰圆"，严重影响穿衣效果。肩部赘肉多的女性，肩膀的关节也会变得不灵活，手臂也开始增粗、变形、肌肉松弛，丧失了美丽的身材，更影响了正常的活动。

肩膀上的赘肉是非常不易消除的，首先要均衡饮食，尽量少吃热量较高的食物，多吃低脂、高纤维的蔬果类，此外，还应辅以肩背部的穴位按摩。按摩肩背部的肩井、大杼、中府三穴，可以缓解肩膀的不适，消除赘肉，舒缓肌肉。

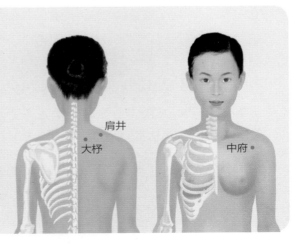

取穴方法：

肩井在颈后部，第七颈椎棘突与肩峰最外侧点连线的中点。

大杼在背部，第一胸椎棘突下，后正中线旁开1.5寸。

中府在前胸部，横平第一肋间隙，锁骨下窝外侧，前正中线旁开6寸。

下面教大家具体的按摩步骤。

第一步：指压肩井穴，将双手的食指放在肩膀两侧的肩井穴处，以食指指腹用力压肩井穴 5～10 分钟。用力以稍有酸痛感为宜。

第二步：按揉大杼穴，将双手的食指放在背部两侧的大杼穴处，以食指指腹用力按揉两侧的大杼穴 5～10 分钟。用力以稍有酸痛感为宜。

第三步：按揉中府穴，将双手的食指放在肩部两侧的中府穴处，用食指指腹轻轻按揉 5～10 分钟。用力以稍有酸痛感为宜。

瘦手臂小动作

女性到 25 岁以后，手臂肌肉会出现明显的松弛现象。下面教大家几种简单的结实手臂肌肉、减去手臂多余赘肉的小动作。

以下动作简单易操作，女性朋友可以随时随地操作。练时注意两侧手臂都要练到。坚持练 15 天左右，手臂会明显变瘦！

第一步：伸直左臂，右手虎口处卡在左臂手腕处，轻轻从手腕推至腋下，推 20～30 次。

第二步：伸直左臂，将肘部至腋下分 4～5 段，然后用右手逐一用力按压，全部按完为 1 次，按 30～50 次。

第三步：伸直左臂，用右手捏腋下皮肤，自腋下捏至手腕部，捏 20～30 次，此处皮肤较敏感，捏时力度以能承受为度。捏内侧皮肤对减少臂部赘肉最有效。

第四步：伸直左臂，右手握空拳，敲打整个胳膊的皮肤，敲 30～50 次，力度以能承受为度。

最后，再用同样的方法，以左手推压右手臂。

腰腹部纤细按摩法

　　不良的饮食习惯、不良的姿势，都是引起腰腹部赘肉产生的主要原因。比如说，过量食用高脂肪的食物，粗纤维蔬菜和水果摄入过少，以及坐姿不端正或走路的时候没有抬头挺胸、收腹，或者饭后马上坐下或是躺下，都会造成腰腹部脂肪的堆积。

　　腰腹赘肉长得很快，但减起来就没有那么容易了。除了养成正确的坐立行走的姿势，还要多吃粗纤维的蔬果，如芹菜、茭白、韭菜、菠菜、丝瓜、藕等，同时要多做纤细腰腹的动作，只有这样才能把腰腹赘肉减下去。

　　下面给大家介绍几种去除腰腹赘肉最有效的小动作，只要你坚持每天做一做，很快你也会拥有小蛮腰。

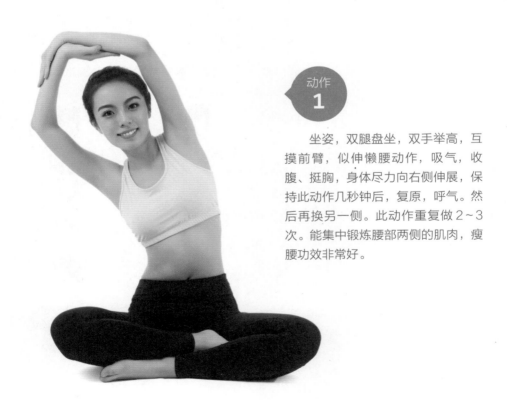

动作
1

　　坐姿，双腿盘坐，双手举高，互摸前臂，似伸懒腰动作，吸气，收腹、挺胸，身体尽力向右侧伸展，保持此动作几秒钟后，复原，呼气。然后再换另一侧。此动作重复做 2~3 次。能集中锻炼腰部两侧的肌肉，瘦腰功效非常好。

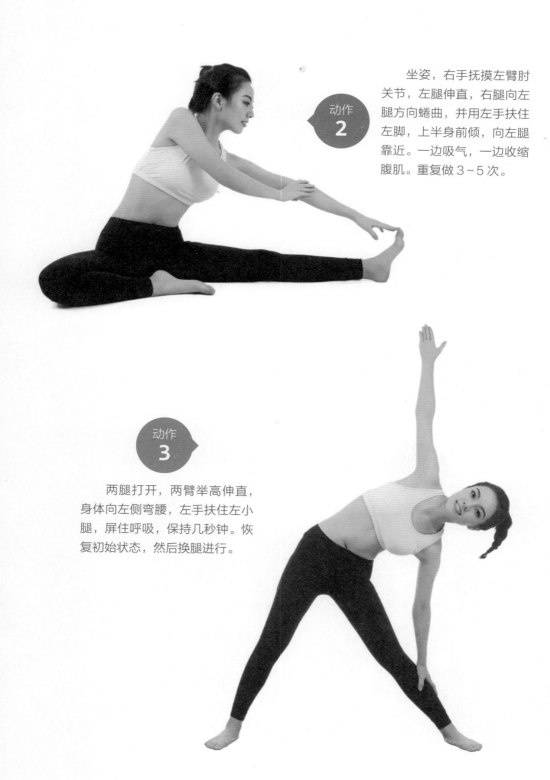

动作
2

坐姿，右手抚摸左臂肘关节，左腿伸直，右腿向左腿方向蜷曲，并用左手扶住左脚，上半身前倾，向左腿靠近。一边吸气，一边收缩腹肌。重复做 3~5 次。

动作
3

两腿打开，两臂举高伸直，身体向左侧弯腰，左手扶住左小腿，屏住呼吸，保持几秒钟。恢复初始状态，然后换腿进行。

结实臀部按摩法

现在很多女性运动量过少，特别是上班族女性，每天坐8小时，久而久之，臀部很容易变得松弛下垂，缺乏弹性。

若想使臀部变得富有弹性，更加结实，在饮食上，要注意少吃动物性脂肪，如高脂肪的肉类等。其次，就是做一些有效的臀部按摩，只要长期坚持做，臀部一定能变得结实有美感。

臀部按摩

第一步：将双手半握拳，放在背部，拇指按在肾俞穴上，在此穴上稍用力按揉30~50次。

第二步：将双手食指分别放在两侧的承扶穴上，做圈状按摩，每侧按30次左右。此处皮肤厚，可用力按摩。

第三步：将食指放在脐下3寸处的关元穴上，按揉30~50次，力量以穴位处稍感酸痛为宜。

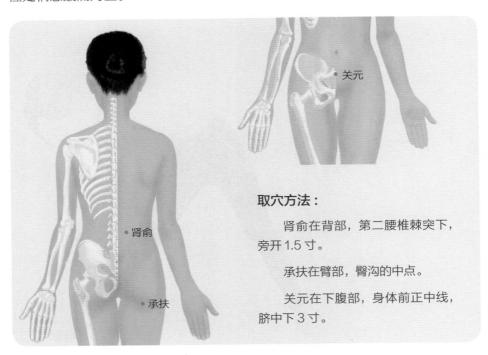

关元

肾俞

承扶

取穴方法：

肾俞在背部，第二腰椎棘突下，旁开1.5寸。

承扶在臀部，臀沟的中点。

关元在下腹部，身体前正中线，脐中下3寸。

丰满胸部按摩法

胸部丰满是很多女性的梦想，为此，不少人想尽了各种办法，结果却并不都尽如人意。

很多女性盲目丰胸，最后不但胸没有"挺"起来，还让自己胸部红肿瘙痒，苦不堪言。从中医的角度来说，乳头属足厥阴肝经，乳房位于足阳明胃经，只要刺激这些经络上的一些穴位，或直接对乳房按摩搓揉，便可以疏通经络气血，让乳房获得充足气血的滋润。按摩还能使交感神经和副交感神经活跃，从而促进乳腺发育，使乳房丰满挺拔。临床证明，丰胸的最好方法就是"胸部按摩"，它安全可靠，无副作用，还能预防乳腺疾病。

下面教给女性朋友一些科学的丰胸方法，这些动作看似简单，但却圆了很多女孩子的丰胸梦想。只要你坚持做，很快就会达到让你满意的效果。

揉推法

1. 先用一侧手揉对侧乳房，从外向内顺时针，轻轻地揉 10～20 遍，然后换另一侧。

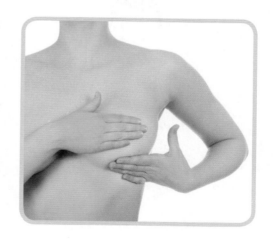

2. 将两手放在乳沟处，两手分别轻推对侧乳房，以掌根着力推至腋下，重复做 10～20 遍。

3. 一只手掌托起对侧乳房的底部，一只手放在同侧乳房的上部，双手掌相对，向乳头方向合力推 10～20 次。用力适度。

穴位按揉法

1. 按揉膻中：用食指指腹按揉两乳头正中线处的膻中穴20～30次，力度以穴位周围皮肤有酸痛感为宜。按此穴能治胸痛、乳汁过少、急性乳腺炎等症。

2. 按揉乳根：用拇指指腹按揉乳头直下方、乳房根处的乳根穴20～30次，力度以穴位周围皮肤有酸痛感为宜。按此穴能治乳房肿痛、乳汁不足、乳腺炎等症。

3. 按揉天池：以食指指端着力，按揉天池穴20～30次，按摩力度适中。按此穴能治腋下肿痛、两肋痛、乳汁不足、乳腺炎等症。

4. 按揉膺窗：以食指指端着力，按揉膺窗穴20～30次，力度以穴位周围皮肤有酸痛感为宜。按此穴能治胸满、乳腺炎等症。

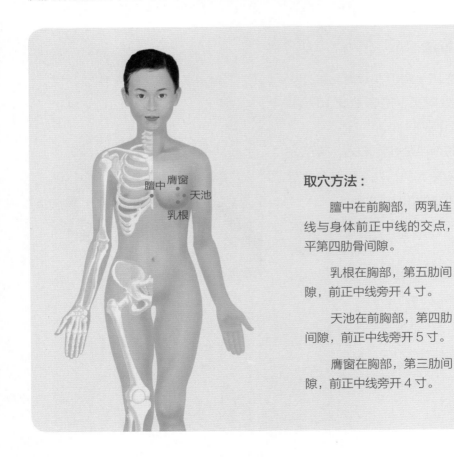

取穴方法：

膻中在前胸部，两乳连线与身体前正中线的交点，平第四肋骨间隙。

乳根在胸部，第五肋间隙，前正中线旁开4寸。

天池在前胸部，第四肋间隙，前正中线旁开5寸。

膺窗在胸部，第三肋间隙，前正中线旁开4寸。

让大腿变修长

很多女性由于大腿太粗，羞于穿超短裙。相信每一个女性都不想一年到头都只能穿着长裤来遮盖大腿。下面我教大家几个轻松瘦大腿的瑜伽疗法，让你摇身变为美腿达人。

鸽式

主要功效：减大腿内侧赘肉，减轻腰酸背痛及坐骨神经痛。

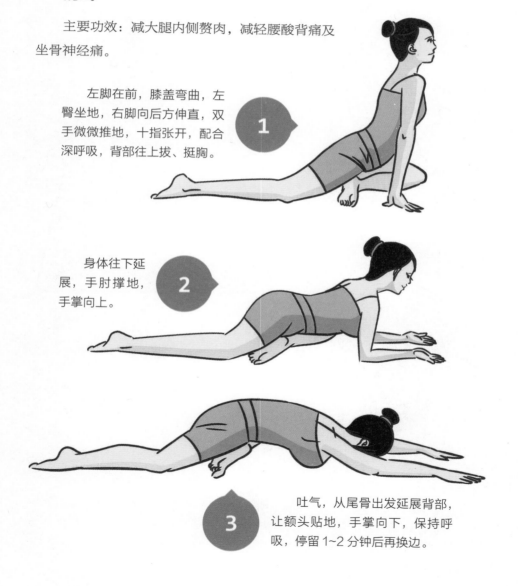

左脚在前，膝盖弯曲，左臀坐地，右脚向后方伸直，双手微微推地，十指张开，配合深呼吸，背部往上拔、挺胸。

1

身体往下延展，手肘撑地，手掌向上。

2

3 吐气，从尾骨出发延展背部，让额头贴地，手掌向下，保持呼吸，停留1~2分钟后再换边。

盘腿前弯式

主要功效：减少大腿的整体赘肉，美化肌肉线条及减轻坐骨神经疼痛。

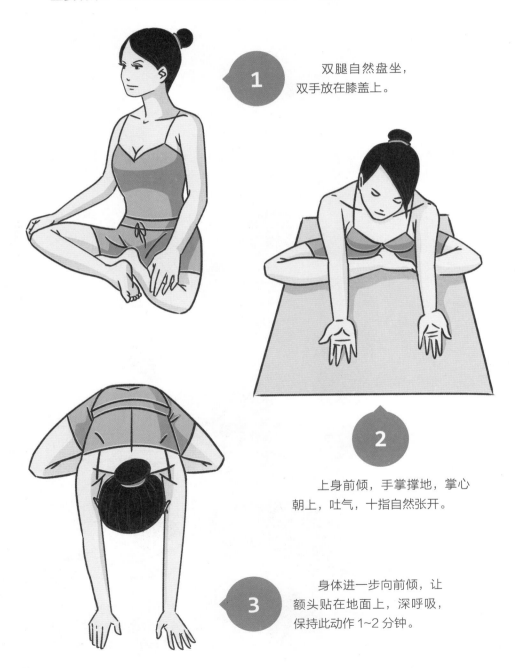

1 双腿自然盘坐，双手放在膝盖上。

2 上身前倾，手掌撑地，掌心朝上，吐气，十指自然张开。

3 身体进一步向前倾，让额头贴在地面上，深呼吸，保持此动作 1~2 分钟。

健美小腿按摩法

很多女性的小腿都出现"萝卜腿"的现象。"萝卜腿"形成的原因主要有小腿长期受力、家族有心血管的疾病史或者是日常饮食习惯不良等。

如果你的小腿已经变成"萝卜"形，不要担心，只要你用心做美化小腿曲线的动作，很快你的小腿就会恢复健美了。

第一组动作

准备道具：一把椅子（有椅背）。

坐在椅子上，将上半身挺直，一条腿向上抬起，此时小腿会有一种紧绷的感觉，再稍向上抬，以能承受为宜；将双手放在身体两侧。保持此动作几秒钟，再换另一条腿，反复做。

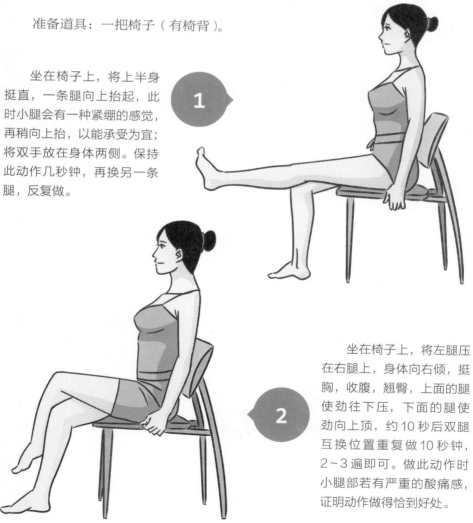

坐在椅子上，将左腿压在右腿上，身体向右倾，挺胸，收腹，翘臀，上面的腿使劲往下压，下面的腿使劲向上顶，约10秒后双腿互换位置重复做10秒钟，2~3遍即可。做此动作时小腿部若有严重的酸痛感，证明动作做得恰到好处。

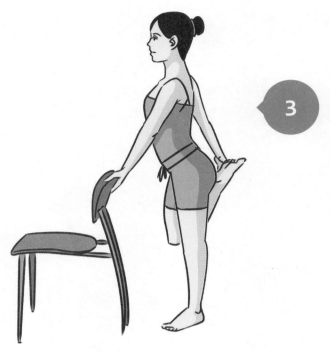

站在椅背后，左手扶椅背，右腿向身体后上方抬起，右手扳住抬起的脚背。尽量把脚跟贴近臀部，并用手支撑住身体。保持此动作1分钟，再换另一只脚。

动作要领同上一步，只需注意，将身体挺直，右脚脚尖着地，脚跟尽量向上跷起来，保持此动作1分钟。换另一只脚，反复做。

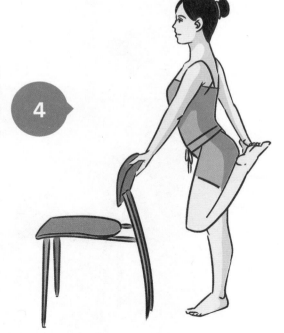

第二组动作

平躺在瑜伽垫上，双手放于体侧，将两腿伸直并紧，两脚交替运动20~30次，然后稍做休息，再重复做两遍。

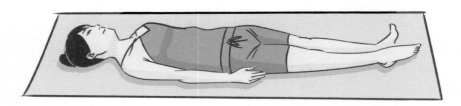

趴在瑜伽垫上，双手支撑身体离开地面，膝盖用力，将小腿尽量向身后上方抬起，保持此动作30秒。

跪在瑜伽垫上，臀部放在两脚脚跟上，脊柱挺直。上身前屈，额头碰地，双臂向前伸，胸部碰膝盖。

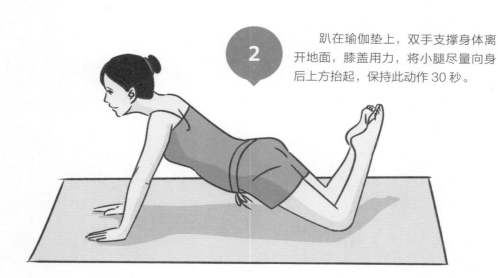

脚部保养

脚是人的"第二心脏"，做好脚部保养，不但能让你的脚曲线越发优美，还能让你远离脚部疾病。更重要的是，坚持每天按摩脚部，能起到祛寒、预防妇科病等多种疾病的功效。

女性朋友们，抓紧时间保养脚部，疏通气血吧！

具体步骤

1.坐在地上，用左手握住左脚脚踝处，右手攥住左脚的脚趾，先顺时针旋转10次，再逆时针旋转10次，力度适中。然后再换另一只脚。

2.伸直脚背，将脚趾用力向前、后伸，做此动作20～30次。再换另一只脚。

3.用食指按揉昆仑20～30次，力度适中，两侧都要按。

4.用食指按揉太溪20～30次，用力以稍感酸痛为宜，两侧都要按。

5.最后，用双手搓脚心，每侧搓30～50次。

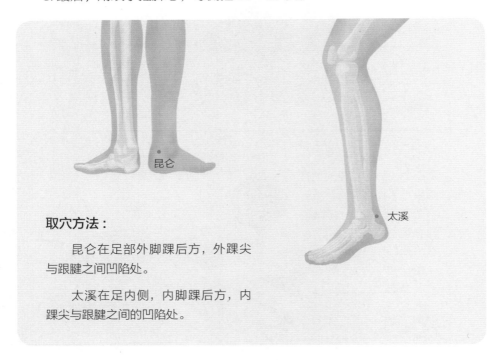

昆仑

太溪

取穴方法：

昆仑在足部外脚踝后方，外踝尖与跟腱之间凹陷处。

太溪在足内侧，内脚踝后方，内踝尖与跟腱之间的凹陷处。

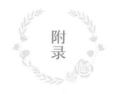

附录

女人养生养颜必吃
食物速查表

谷薯类

食物	营养关键词	食用红绿灯
糙米	维生素、膳食纤维、锌：糙米中的维生素和膳食纤维能起到降低脂肪和胆固醇的作用，而锌则能够改善皮肤粗糙的状况	糙米口感较粗，煮起来也比较费时，营养成分会因加热而损失，最好和白米搭配食用
小米	铁、磷：小米含铁量高，为大米的4.8倍；含磷也丰富，为大米的2.3倍。有滋阴养血的功效，可以使女人虚寒的体质得到调养	小米宜与大豆混合食用。这是由于小米所含的氨基酸中缺乏赖氨酸，而大豆的氨基酸中富含赖氨酸，可以补充小米的不足
糯米	蛋白质、淀粉：糯米营养丰富，是温补强壮的佳品，具有补中益气、健脾养胃的功效，对食欲不佳、腹胀腹泻等症有一定缓解作用	由于糯米不易被消化，如果患有胃炎、十二指肠炎等患者，应该少食
玉米	镁、硒、谷氨酸：玉米中富含镁、硒等元素，可抑制肿瘤的生长；丰富的谷氨酸能帮助清除体内废物，达到防癌抗癌的功效	吃玉米时应把玉米粒的胚尖全部吃掉，因为玉米的许多营养都集中在这里

食物	营养关键词	食用红绿灯
黄豆	大豆异黄酮：能够减轻女性更年期综合征症状、延迟女性细胞衰老、使皮肤保持弹性、养颜、预防骨质疏松	胃寒，易腹胀、腹泻的人不宜多食；用黄豆做豆浆时一定要煮至熟透
黑豆	维生素E：黑豆中含有丰富的维生素E，它是一种抗氧化剂，能清除体内自由基，减少皮肤皱纹，使人保持青春健美	黑豆对健康虽有很多益处，但不适宜生吃，尤其是肠胃不好的人吃了会出现胀气
黑米	花青素类：黑米中花青素的含量在米中是最高的；黑米外部的皮层中含有花青素类，具有很强的抗衰老作用。米的颜色越深，则表皮色素的抗衰老效果越强	黑米的外部有一层坚硬的种皮包裹，不易煮烂，食用前可浸泡一夜再煮
赤小豆	铁：赤小豆含有丰富的铁质，多食可以补血、促进血液循环，能让人气色红润；还可以增强体质、提高免疫力	赤小豆有利尿作用，尿频患者应少食
黑芝麻	维生素E：黑芝麻中维生素E含量居植物性食品之首。常食可以起到抗衰老和延年益寿的作用	黑芝麻性滑利，患有慢性肠炎、便溏腹泻者忌食
薏米	维生素E：常食可以保持人体皮肤光泽细腻，消除粉刺、色斑，改善肤色	薏米有使子宫收缩的作用，易引起流产，所以孕妇应忌食
红薯	β-胡萝卜素：红薯中含量丰富的β-胡萝卜素是一种有效的抗氧化剂，有助于清除体内的自由基，促进细胞再生，美容防老	红薯一次不宜吃得太多，否则会出现胃灼热、肚胀排气等症状，而且最好和米面搭配着吃
南瓜	果胶：南瓜富含的果胶，有助于清除体内细菌毒素和其他有害物质，并可延缓肠道对糖类和脂类的吸收，达到减肥的目的	南瓜性温，胃热炽盛者、湿热气滞者少吃；同时患有脚气、黄疸、气滞湿阻病者忌食

蔬菜类

食物	营养关键词	食用红绿灯
韭菜	挥发性精油、含硫化合物：韭菜的辛香气味能增进食欲，增强消化功能；韭菜的含硫化合物能辅助消除皮肤色斑，并使头发乌黑发亮	多吃韭菜会上火，且不易消化，因此上火和胃肠虚弱的人不宜多吃
卷心菜	维生素C：对皮肤美容有不错的功效，能防止皮肤色素沉淀，减少雀斑，延缓老年斑的出现等	卷心菜含膳食纤维量多，且质硬，脾胃虚寒、消化不良的人不宜多食
芹菜	铁：芹菜是缺铁性贫血患者的佳蔬，多吃能避免皮肤苍白、干燥、面色无华，而且可使目光有神，头发黑亮	芹菜有降血压作用，故血压偏低者慎食
西蓝花	维生素C、多种吲哚衍生物：西蓝花含维生素C较多，美容抗肿瘤，多种吲哚衍生物有降低人体内雌激素水平的作用，可预防乳腺癌的发生	西蓝花容易生菜虫，在吃之前，可将西蓝花放在盐水里浸泡几分钟，驱赶菜虫
番茄	番茄红素：番茄红素独特的抗氧化能力，能清除自由基，保护细胞，阻止癌变进程，还有抗衰老作用，可使皮肤保持白皙	青色未熟的番茄不能吃，可能会中毒
茄子	维生素E：茄子含有维生素E，有防止出血和抗衰老功能，常吃茄子，可使血液中胆固醇水平保持稳定，对延缓人体衰老具有积极意义	老茄子，特别是秋后的老茄子有较多龙葵素，对人体有害，不宜多吃
黄瓜	多种维生素、生物活性酶：黄瓜含有多种维生素和丰富的生物活性酶，用黄瓜汁涂抹皮肤，有惊人的润肤去皱美容效果，因此被称为"厨房里的美容剂"	黄瓜性寒，女性经期前后应尽量少吃
冬瓜	亚油酸、油酸：冬瓜中所含的亚油酸、油酸，以及能抑制体内黑色素沉积的活性物质，均是良好的润肤美容成分。常吃冬瓜还可以阻止人体内的脂肪堆积，减肥瘦身	冬瓜性寒，女性经期前后应尽量少吃

食物	营养关键词	食用红绿灯
丝瓜	B 族维生素、维生素 C：丝瓜富含防止皮肤老化的 B 族维生素及增白皮肤的维生素 C 等成分，能保护皮肤、消除色斑，使皮肤洁白、细嫩，故丝瓜汁有"美人水"之称	丝瓜性凉，脾胃虚弱、易腹泻的人不宜过量食用
莲藕	黏液蛋白、膳食纤维：莲藕中含有黏液蛋白和膳食纤维，能与胆酸盐、胆固醇及三酯甘油结合，使其从粪便中排出，从而减少脂类的吸收	生的莲藕性寒，熟的性温，消化功能低下、腹泻的人应熟吃
胡萝卜	胡萝卜素、B 族维生素、维生素 C：胡萝卜素可清除致人衰老的自由基，所含的 B 族维生素和维生素 C 等招牌营养素也有润皮肤、抗衰老的作用	胡萝卜素是脂溶性物质，应用油炒熟或和肉类一起炖煮后再食用，这样有利于吸收
芋头	碱性食品：芋头为碱性食品，能中和人体内积存的酸性物质，调整人体的酸碱平衡，产生美容养颜、乌黑头发的作用，还可用来防治胃酸过多症	芋头含有难消化的淀粉和草酸钙结晶体，但经过烹煮后就会消失，所以吃芋头必须蒸至熟透
山药	皂苷、黏液质：山药中的皂苷、黏液质有润滑、滋润的作用，还可以延缓细胞衰老，所以有"常服山药延年益寿"的说法	山药有收涩的作用，故大便燥结者不宜食用
木耳	铁：木耳中含有丰富的铁，可养颜美容、预防贫血症；还含有丰富的胶质能滋阴润肤，帮助体内排出废物	木耳有活血作用，有出血性疾病的人不宜食用
银耳	植物性胶质：银耳富含天然植物性胶质，滋阴养颜、清肠和胃，长期服用可祛除脸部黄褐斑、雀斑	银耳有抗血小板凝集的作用，有出血性疾病的人不宜食用
香菇	高蛋白、低脂肪、多氨基酸、多维生素：香菇味道鲜美，香气独特，营养丰富，素有"植物皇后"的美誉	长得特别大的鲜香菇不要吃，因为它们多是用激素催肥的，大量食用可对机体造成不良影响

水果、干果类

食物	营养关键词	食用红绿灯
葡萄	类黄酮：葡萄中含的类黄酮是一种强力抗氧化剂，可抗衰老，并可清除体内自由基	由于葡萄的含糖量很高，所以糖尿病人应注意食用葡萄的量
香蕉	维生素A、膳食纤维：香蕉富含维生素A，能有效维护皮肤毛发的健康，令皮肤光润细滑；另外，香蕉还是减肥的最佳食品	胃酸过多者不宜吃，胃痛、消化不良、腹泻者亦应少吃
苹果	矿物质：苹果是很好的美容水果，其中含有镁、硫、铁、铜、碘、锰、锌等矿物质，可使皮肤细腻、润滑、红润而有光泽	苹果富含钾盐和糖类，肾炎及糖尿病者不宜多食
猕猴桃	维生素C：猕猴桃被誉为"维生素C之王"，有很好的抗氧化作用，还有美白肌肤、延缓衰老、防癌抗癌的功效	猕猴桃性质寒凉，脾胃功能较弱的人食用过多，会导致腹痛腹泻，脾胃虚寒的人应少食
樱桃	胡萝卜素、维生素C：樱桃中胡萝卜素及维生素C的含量相当丰富，常吃可养颜驻容，使皮肤红润嫩白，祛皱消斑	樱桃一次不宜吃太多，否则易上火
草莓	天冬氨酸：女性常吃草莓，对皮肤、头发均有保健作用。草莓含有一种叫天冬氨酸的物质，可以帮助人体消除疲劳	草莓表面粗糙，不易洗净，洗时可先用淡盐水浸泡10分钟，既能杀菌又较易清洗
橙子	维生素C：橙子的维生素C含量丰富，能抗氧化、增强人体免疫力、美白肌肤、延缓衰老	饭前或空腹时不宜食用橙子，否则其中所含的有机酸会刺激胃黏膜，对胃不好
红枣	钙、铁：红枣富含钙和铁，它们对防治骨质疏松和贫血有重要作用。女性容易发生贫血，红枣对她们有十分理想的食疗作用	大量吃枣易引起肚子胀气，一周吃2~3次为宜
山楂	活血化瘀：痛经多是由血瘀引起的，而山楂具有活血化瘀的作用，因此对痛经和月经不调有很好的调节作用	山楂可以刺激子宫引起收缩，有可能诱发流产，因此不适合孕妇吃

食物	营养关键词	食用红绿灯
桑葚	维生素、矿物质：桑葚维生素和矿物质含量丰富，有改善皮肤血液供应，营养肌肤，使皮肤白嫩及乌发的作用，并能延缓衰老，是健体美颜、抗衰老的佳果	儿童不宜多吃桑葚。因为桑葚内含有较多的胰蛋白酶抑制物——鞣酸，会影响儿童对铁、钙、锌等物质的吸收
桂圆	葡萄糖、蔗糖、蛋白质：桂圆富含葡萄糖、蔗糖及蛋白质，含铁量也较高，可在提高热能、补充营养的同时，促进血红蛋白再生以补血	桂圆一次不宜吃得太多，否则易上火
木瓜	维生素A：木瓜是有名的丰胸食品，这是因为它富含的维生素A，能刺激雌激素分泌，从而起到促进乳腺发育的作用	木瓜可能引起过敏，过敏体质者应慎食
花生	儿茶素、赖氨酸：花生中所含有的儿茶素对人体具有很强的抗老化作用，赖氨酸也是防止衰老的重要成分。常食有益于人体长寿，故花生又有"长生果"之称	花生以炖食为最佳。这样既避免了招牌营养素的破坏，又具有了口感潮润、入口即烂、易于消化的特点
杏仁	维生素E：杏仁富含维生素E，能有效延缓皮肤衰老，使皮肤清洁亮丽、富有光泽和弹性。经常食用杏仁，对皮肤大有裨益	不可以一次性大量食用。杏仁含有毒物质氢氰酸，过量服用可能导致中毒
核桃	维生素E：核桃仁富含维生素E，经常食用有润肌肤、乌须发的作用，可令皮肤滋润光滑，富有弹性，还可养颜防衰老	有的人喜欢将核桃仁表面的褐色薄皮剥掉，这样会损失掉一部分营养，所以不要剥掉这层薄皮
开心果	油脂、维生素E：开心果富含油脂，有润肠通便的作用，有助于机体排毒；丰富的维生素E，可防止胆固醇的沉积，促进血液循环，更可抗氧化、抗衰老	开心果有很高的热量，并且含有较多的脂肪，所以肥胖和血脂高的人应少吃
腰果	油脂：腰果含有大量油脂，可润肠通便、排毒养颜、润肤美容、延缓衰老，还可增进性欲	腰果热量较高，多食易致发胖，所以肥胖的人不宜多食

肉、蛋及乳制品

食物	营养关键词	食用红绿灯
乌鸡	蛋白质：乌鸡蛋白质含量大大高于普通鸡，是公认的女性滋养补血佳品	乌鸡连骨熬汤滋补效果最佳。炖煮时最好不用高压锅，使用砂锅文火慢炖最好
鸡肝	铁、维生素A：鸡肝含铁丰富，适量吃可使皮肤红润；维生素A能保护眼睛，防止眼睛干涩、疲劳，还能维持健康的肤色，对皮肤的保养具有重要意义	鸡肝中胆固醇含量高，高脂血症、肝病、高血压和冠心病患者应少吃
猪蹄	胶原蛋白：猪蹄含有丰富的胶原蛋白，对延缓衰老和促进儿童生长发育都具有特殊意义	猪蹄中胆固醇含量较高，高脂血症、肝病、高血压和冠心病患者应少吃
猪心	蛋白质、矿物质：猪心蛋白质和矿物质含量丰富，可用来加强心肌营养、增强心肌收缩力，有安神定惊、养心补血的功效	猪心中胆固醇含量偏高，高脂血症、肝病、高血压和冠心病患者应慎食
牛肉	蛋白质：牛肉富含蛋白质，能提高机体抗病能力，更适合病人补血养血、修复组织。寒冬食用牛肉可暖胃，是该季节的补益佳品	牛肉属于红肉，过多摄入不利健康，一周一次为宜
羊肉	所含脂肪不易被吸收：羊肉含有丰富的蛋白质、维生素和矿物质，其胆固醇含量却很低，而且所含脂肪又不易被人体吸收，因此多吃也不易发胖	羊肉属大热之品，发热期间不宜食用
兔肉	不饱和脂肪酸：兔肉所含的脂肪多为不饱和脂肪酸，常吃兔肉，可强身健体，而且不会增肥，女性食之，可保持身体苗条	兔肉性凉，吃兔肉的最好季节是夏季，寒冬及初春季节一般不宜吃兔肉

食物	营养关键词	食用红绿灯
动物血	铁：猪血中含铁量较高，而且以血红素铁的形式存在，容易被人体吸收利用，可以防治女性缺铁性贫血	动物血多有异味，烹调时配以葱、姜、辣椒等调料可以去除
牛奶	维生素A、乳清：牛奶富含的维生素A，可防止皮肤干燥、暗沉；乳清可防治多种色素沉着引起的斑痕；牛奶还能使皮肤光滑润泽	不要空腹喝牛奶，易造成营养浪费，应同时吃些面包、糕点等，延长牛奶在消化道中的停留时间，使其得到充分消化吸收
酸奶	维生素A、B族维生素和维生素E：酸奶富含维生素A、B族维生素和维生素E，能阻止人体细胞内不饱和脂肪酸的氧化和分解，防止皮肤角化和干燥	饮用酸奶不能加热，否则大量的活性乳酸菌将会被杀死，不仅丧失营养价值，还会使酸奶形成沉淀
鸡蛋	营养全面、均衡：鸡蛋几乎含有人体所需的全部营养物质。不少长寿老人延年益寿的经验之一就是每天必食1个鸡蛋	吃鸡蛋必须煮熟，不要生吃
鹌鹑蛋	营养全面、均衡：鹌鹑蛋的营养价值不亚于鸡蛋，不仅是很好的滋补品，还有较好的护肤、美肤作用	鹌鹑蛋中胆固醇含量比较高，高脂血症患者慎食

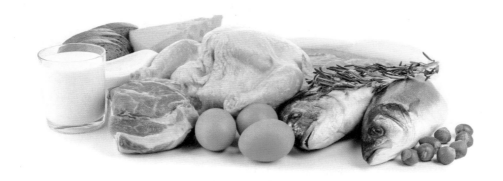

水产类

食物	营养关键词	食用红绿灯
鲤鱼	蛋白质：鲤鱼含有极为丰富的蛋白质，而且极易被人体吸收，利用率高达98％，是补充蛋白质的佳品	鲤鱼是发物，有慢性病者不宜食用
鲫鱼	蛋白质、不饱和脂肪酸：常吃鲫鱼不仅能补充优质蛋白质，还能减肥瘦身	鲫鱼清蒸或煮汤营养效果最佳，若经煎炸则上述的功效会大打折扣
鳝鱼	维生素A：鳝鱼中维生素A含量惊人，能保护眼睛，防止眼睛干涩、疲劳，还能维持健康的肤色，对皮肤的保健具有重要意义	吃鳝鱼要现杀现烹，死了的鳝鱼有毒，不能食用
带鱼	不饱和脂肪酸：带鱼的脂肪含量高于一般鱼类，且多为不饱和脂肪酸，具有降低胆固醇的作用。常吃带鱼，还有补益五脏、养肝补血、泽肤养发的功效	吃带鱼时，不要将鱼身表面的银白色油脂去除，因为其具有防癌、抗癌的药用价值
泥鳅	高蛋白质、低脂肪：泥鳅肉质细嫩，味道极为鲜美，是一种高蛋白、低脂肪食品，补益效果奇佳，有"水中人参"之称	泥鳅生长在泥中，食用前应先将其放在净水中饲养一周，待其将体内脏物排净为止
鱿鱼	钙、铁、牛磺酸：鱿鱼富含钙、磷、铁元素，利于骨骼发育和造血，能有效治疗贫血；牛磺酸有缓解疲劳、改善肝脏功能的效果	鱿鱼须煮熟透后再食，皆因鲜鱿鱼中有一种多肽成分，若未煮透就食用，会导致肠道功能失调

食物	营养关键词	食用红绿灯
甲鱼	维生素E、胶原蛋白：甲鱼富含维生素E、胶原蛋白和多种氨基酸，具有较强的抗氧化性，能提高人体免疫力，有养颜美容和延缓衰老的作用	甲鱼死后，体内的组胺酶会分解出大量组胺，食用后可能引起中毒，故死甲鱼不能食用
虾	蛋白质、维生素A、B族维生素：虾含蛋白质极为丰富，是营养佳品；且富含维生素A、B族维生素，能有效维护皮肤、毛发的健康，令皮肤光润细滑	上火时不宜食虾；过敏性疾病患者，如过敏性鼻炎、支气管炎、反复发作的过敏性皮炎等患者都不宜吃虾
牡蛎	维生素B$_{12}$、维生素E：牡蛎含有丰富的维生素B$_{12}$和维生素E，可以预防贫血及抗衰老。另外，牡蛎中的牛磺酸能促进乳汁分泌，对哺乳期女性有帮助	牡蛎是高嘌呤含量的食物，痛风患者不宜食用
海参	钒：海参中微量元素钒的含量居各种食物之首，可参与血液中铁的输送，增强造血功能，预防贫血	海参不宜吃太多，否则会上火，尤其在容易上火的春天应少吃
海带	碘：碘是内合成甲状腺素的原料，甲状腺素发挥作用，可以令你秀发飘飘	甲状腺功能亢进患者不宜吃海带
紫菜	钙、磷、铁：紫菜富含钙、磷、铁等元素，是辅助治疗女性、儿童贫血的优良食物	甲状腺功能亢进患者不宜吃紫菜；胃肠消化功能不好、腹痛者也应少食